Blouses Blanches, colère noire

Bernard Kron
De l'Académie de Chirurgie

Blouses Blanches, colère noire

Max Milo
ESSAIS-DOCUMENTS

www.maxmilo.com
ISBN : 978-2-315-00979-4

Préambule

On ne naît pas vainqueur, on le devient.
Andrew Williams

La pandémie de la Covid a mis au grand jour la ruine de notre système de santé. Autrefois, et ce passé n'est pas si lointain, il était le meilleur du monde. La chirurgie française était alors à la pointe du progrès ; la *French Revolution* de la cœliochirurgie était mondialement saluée. Depuis, notre système de santé a été détruit de manière systématique par les politiques qui se sont succédé au gouvernement de notre pays. C'est l'histoire de cette destruction que je vais expliquer dans ce livre, l'état de délabrement actuel de notre système, son risque d'effondrement demain.

Ces mots extrêmement forts que j'emploie, le lecteur les entendra puisqu'il n'a pu échapper aux événements qui se déroulent depuis un an et qui ont rendu public cet état de fait.

Au premier chef, comme il en sera beaucoup question, au niveau des décisions politiques plus consternantes les unes que les autres quand la pandémie a atteint notre territoire. Les mesures pour éviter la propagation ont été inadaptées et insuffisantes pour avoir la moindre efficacité. Mais aussi l'impréparation des hôpitaux publics submergés par les cas graves.

Avant cela, les hautes sphères de la santé sont responsables de la pénurie de masques. Cette pénurie était contraire au principe de précaution inscrit dans la Constitution, et finalement elle a coûté beaucoup plus cher que les économies envisagées en réduisant les stocks de masques. Alors qu'ont-ils osé dire ? « Ils ne servent à rien et l'hydroxychloroquine est un poison dangereux. » Il faudrait mettre au pilori tous ces acteurs pour leur immobilisme : « Restez chez vous et prenez du paracétamol ou appelez le 15. » On ne soignait plus, on attendait ! Les malades étaient transférés en urgence quand ils étouffaient. Près de la moitié des malades qui ont été placés en réanimation pour être mis sous respirateur sont morts. Beaucoup d'entre eux auraient pu être sauvés s'ils avaient été pris en charge plus tôt pour être traités. Ce fut l'attitude des soignants à l'IHU de Marseille, que l'on a pourtant agonis.

Ces hautes sphères de la santé devraient être couverts de honte pour leurs essais thérapeutiques randomisés qui ont fait flop. Ils se sont référés à un article du journal *The Lancet* qui affirmait la toxicité de l'hydroxychloroquine. Cet article était truqué et bidonné dans le but de détruire le traitement du Pr Raoult. L'article a été rétracté par ses auteurs, mais le mal était fait. C'est un scandale ! Ce médicament est resté interdit en France au profit de l'inefficace et onéreux Remdesivir. Le conseil scientifique, influencé dans l'ombre par certains grands laboratoires peu scrupuleux, qui ont les yeux fixés sur la Bourse, n'a pas joué son rôle.

Le drame n'est pas seulement le manque de masques, de respirateurs, de protection pour les soignants en première ligne, de l'interdiction d'un traitement prometteur, ni même les morts que nous pleurons, car il a aussi fini par toucher un très grand nombre de Français qui souffrent d'autres pathologies graves. Lorsque le gouvernement a déclenché, au début du mois de mars, le plan blanc maximal, il a en effet ordonné aux hôpitaux et aux cliniques d'annuler sans délai toute chirurgie programmée pour accueillir le maximum de malades du coronavirus. Dès lors, ce fut la paralysie des soins non-Covid car le confinement s'est prolongé. Les conséquences sont très graves pour ces malades : retards de diagnostics et de prise en charge, infarctus, embolies, péritonites, perte de chance pour les cancers que l'on a traités par d'autres moyens que la chirurgie.

Les cliniques disposent pourtant de 6 000 lits de réanimation avec des équipes de grande qualité, à vocation chirurgicale. Elles sont cependant restées jusqu'à mars l'arme au pied, avec leurs lits vides, alors que des ponts aériens étaient organisés par les hôpitaux surchargés vers des hôpitaux éloignés qui disposaient encore de places. Ces envois menaçaient de diffuser la pandémie dans les régions de la Nouvelle-Aquitaine et de la Bretagne, qui étaient encore peu exposées. On a également appelé en renfort notre armée pour lutter contre l'épidémie. Les moyens étaient dérisoires : un hôpital de campagne de 30 lits dans le Grand Est, des hélicoptères, un bateau sanitaire pour la Corse, une quinzaine de militaires en Guadeloupe…

Le nombre de morts, nous le savons, est lié à l'engorgement des services d'urgence, submergeant les réanimations devenues indisponibles pour les autres malades. Pourtant des lits vides, il n'y en avait pas que dans les cliniques : il y en avait aussi dans les hôpitaux publics ! Seulement, à cause de la suradministration, des chaînes de soins désorganisées par les réformes politiques successives, parfois ils n'étaient tout simplement pas répertoriés. Un comble de l'échec de notre système.

Il fallait donc ralentir autant que faire se peut la propagation du virus pour étaler l'arrivée des cas graves. C'est exactement ce à quoi ont servi les mesures de confinement prises par de nombreux États. Dans un premier temps, cette tactique a permis d'endiguer la pandémie, mais c'était reculer pour mieux sauter. Un confinement peut s'avérer à long terme plus dangereux que la propagation du virus lui-même. La « quarantaine globale » risque en effet d'avoir pour résultat une crise financière terrible, ainsi que des troubles de masse, allant jusqu'à des confrontations, sans compter ces morts que je viens d'évoquer, induits par les retards de traitement pour les autres pathologies. C'est malheureusement la situation actuelle avec la troisième vague.

La sortie du confinement a été étalée dans le temps car nous n'avions pas encore les armes, les traitements, des tests fiables – PCR, salivaires, immunologiques – et des masques en nombre suffisant. Tester les malades symptomatiques et les cas contacts pour les isoler afin qu'ils ne soient plus contagieux a été une mission difficile, car les délais d'attente pour les réaliser et rendre le résultat étaient trop longs. Et aujourd'hui, c'est la campagne de vaccination qui se révèle un nouvel échec. De nouveau, manque de vaccins, suradministration, désorganisation. Résultat : la mortalité en France lors de cette pandémie est plus importante que dans de nombreux pays, conséquence d'une impréparation totalement scandaleuse. Il faut, hélas, le dire : la France a tout raté.

Comment ce qui fut le meilleur système de soins au monde en est arrivé là ? Ce tableau dramatique de l'année écoulée, que je viens de rappeler, que chacun a pu observer, je vais en donner ici les raisons.

L'effroyable destruction de notre système de santé s'est en effet accélérée ces dernières années pour atteindre son point de rupture. Maintenant, il s'écroule sous le poids de son administration aveuglée par les déficits. Dire la vérité dans ce livre va déranger les élites qui sont au pouvoir car, législature après législature, elles sont les responsables de cet écroulement.

Nos gouvernants n'ont jamais tenu compte de l'avis des soignants. Pas même sur le fait d'avoir fermé trop de lits hospitaliers au prétexte de rentabilité. Le législateur a, au contraire, donné tous les pouvoirs aux directeurs et aux fonctionnaires. La tarification à l'activité (T2A), dont notre Premier ministre Jean Castex fut le promoteur, la loi « Hôpital, patients, santé et territoire » (dite loi HPST) de Roselyne Bachelot, puis la loi de santé de Marisol Touraine, ont fait de l'hôpital une « entreprise de production de soins à flux tendu », contrôlée par une foule d'agences aux acronymes barbares.

Pourquoi m'en prendre, là encore au risque de déplaire, aux agences et à l'administration ? Parce que ces agences de santé surpeuplées de fonctionnaires n'ont pris aucune mesure pour pallier la pénurie d'infirmières et de médecins réanimateurs. Quant aux directeurs hospitaliers, ils harcèlent les soignants. Par conséquent, beaucoup démissionnent, ce qui paralyse encore plus l'hôpital. Mille deux cents médecins ont ainsi menacé de démissionner pour que l'on « réenchante » l'hôpital. Les internes sont descendus dans la rue. Ils n'ont une fois encore pas été écoutés. Au lieu de cela, tous ces brillants penseurs des agences n'ont pas profité de la trêve estivale pour muscler l'hôpital en recrutant massivement des soignants. Le personnel est épuisé. Cela provoquera la multiplication des morts de la

Covid, mais également d'autres pathologies, en particulier, je l'ai dit, les cancers. C'est une infamie.

Quant à l'Université et à ses doyens, ils ont trahi la médecine en acceptant un simulacre de réformes des études de médecine. Les associations d'étudiants et les internes l'ont dénoncé en vain. La suppression du *numerus clausus* est une réforme en trompe-l'œil car le nombre de postes à l'internat est resté inchangé. Ainsi des étudiants admis au Portail santé devront être réorientés, et les moins doués deviendront des « officiers de santé » censés repeupler les déserts médicaux en remplacement de nos bons vieux médecins de famille.

C'est en effet une constante de la pensée unique des énarques : combattre les médecins libéraux pour freiner les dépenses de santé. Après avoir tué les cliniques privées indépendantes, la médecine libérale se trouve maintenant menacée. Les grèves se sont multipliées en 2019 sans que nos ministres, encore et toujours, s'en émeuvent.

Les énarques ou l'« État profond », c'est-à-dire les conseillers et les hauts fonctionnaires inamovibles, paralysent les bonnes réformes et les soins. Ils ont voulu abattre les patrons de la médecine en supprimant les concours et en divisant les médecins pour mieux les soumettre. Ils ont multiplié les normes, les conventions, et ont promulgué des lois scélérates et destructrices. Ceux qui critiquent la « vérité » des politiques sont traités de « complotistes ». La vérité, c'est que n'ayant plus d'autorité faute de compétences, les politiques, soutenus par l'État profond, agissent par autoritarisme et décrets au lieu d'agir avec bon sens.

La lutte actuelle des soignants ne se limite plus à la seule maladie : elle est aussi désormais dirigée contre les tutelles de l'État qui nous empêchent de soigner. Mais ce n'est pas dans une maison délabrée, aux fondations fissurées, que l'on pourra réussir à reconstruire notre système qui s'écroule. Cet édifice sinistré ne supporterait pas que l'on ajoute de nouvelles mesures contraignantes. Celles envisagées par la nouvelle loi « Ma Santé 2022 » ou par le Ségur de la santé vont malheureusement dans cette direction. Cet ouvrage souhaite donc aussi montrer quelle direction il faudrait suivre pour que la santé remarche solidement sur ses deux jambes, l'une hospitalière et l'autre libérale.

André Bercoff m'a souvent fait l'honneur de m'inviter dans ses émissions sur Sud Radio pour parler de la crise de la médecine. Lors de multiples émissions sur la santé, je l'ai vu se mettre dans tous ses états. Il avait lu mon livre prémonitoire, *Chirurgie : chronique d'une mort programmée*. Il m'a un jour posé cette question : « Les carottes sont-elles cuites ? » Je lui ai répondu : « Pas encore, à condition de rebondir avec des nouvelles idées. » Je tiens à le remercier pour sa franchise car, avec lui, on dit ce que l'on pense et l'on pense ce que l'on dit.

Je remercie également Jean-Charles Gérard, mon éditeur, pour ses conseils et Benoît Kanabus, écrivain, qui m'a aidé de sa plume. Grâce à leur soutien, les lecteurs sauront enfin pourquoi notre système de santé s'effondre et comment on pourrait le reconstruire.

1.
Quel est l'état général du système de santé ?

Nos politiques les yeux rivés sur l'économie et leur réélection restent immobiles : l'hôpital se meurt et les soignants n'en peuvent plus.

L'Internat de Paris, 2020

Notre système de santé connaît actuellement la crise la plus profonde de son histoire. De numéro un mondial, il est tombé en quelques décennies au vingt-quatrième rang des pays de l'Organisation de coopération et de développement économiques (OCDE) ! Si les critères de ce classement peuvent paraître abstraits à certains, rappelons cette dure réalité à chacun : en France, pour la première fois depuis la dernière guerre, l'espérance de vie recule. Dans les hôpitaux, chaque année, 30 000 patients décèdent d'accidents médicaux. Déjà profondément fissuré, notre système menace à présent de s'écrouler, étant proche d'atteindre son point de rupture à cause de la pandémie.

Comment, en moins de cinquante ans, a-t-on pu laminer le meilleur système de soins des pays de l'OCDE ? La réponse est simple : par une politique de destruction progressive de l'hôpital et de l'indépendance des soignants. Cette politique a, par le passé, entraîné des réactions violentes de la part des soignants, avant qu'ils ne se rendorment autour de quelques os à ronger lors des alternances politiques. Mais les soignants se sont maintenant définitivement réveillés et leur colère ne s'éteindra plus.

Dans ce premier chapitre, je voudrais d'abord rappeler la philosophie qui a présidé à la naissance de notre système de santé, et qui l'a conduit vers les sommets. Pour mieux brosser, ensuite, le tableau de son délabrement actuel, et soulever un coin du voile sur les drames qui se jouent sur le terrain. Ce tableau général nous permettra de revenir en détail, dans les chapitres suivants, sur les étapes de cette incroyable destruction.

Le système à sa naissance

La plupart des systèmes de santé ont été développés à la sortie de la Seconde Guerre mondiale. L'hôpital était alors la pierre angulaire d'une offre médicale confrontée, à l'époque, à des maladies aiguës. Deux formidables réformes politiques ont fait monter le système français jusqu'aux cimes mondiales : premièrement, la création de la Sécurité sociale en 1945 ; deuxièmement, la création des centres hospitaliers universitaires (CHU) et du temps plein hospitalier en 1958. Malheureusement, la force de ces réformes se révèlera aussi être leur faiblesse face à l'évolution de la médecine et des maladies à soigner.

De la sécurité de tous au remboursement de tout

Les prémices de la Sécurité sociale remonte à la collaboration de Vichy quand Pierre Laroque et Alexandre Parodi, conseillers d'État, nationalisent la protection sociale. Heureuse idée en temps obscur. Va-t-on revenir sur ce progrès la guerre finie ? À la Libération, la France chante. Elle chante, mais le pays doit se reconstruire. En 1945, de Gaulle est l'otage des communistes à travers le Conseil national de la Résistance où ils occupent 35 % des sièges. La France est à la veille d'un coup d'État, que le Général désamorce lors d'un voyage à Moscou, grâce à ses bonnes relations avec Staline. Reste qu'il faut écarter les fonctionnaires qui se sont compromis avec Vichy, en en formant rapidement de nouveaux. Et surtout, il faut garantir des soins à tous les Français... C'est dans ce contexte historique que sont créées la Sécurité sociale, l'École nationale d'administration (ENA) et l'École nationale de la santé publique (ENSP). Un triumvirat administratif qui est toujours en place et qui est, à mon sens, responsable de la crise actuelle à cause de sa lourdeur et de son éloignement du terrain.

Aujourd'hui, la Sécurité sociale s'appuie sur un réseau de proximité qui, fort de 85 000 collaborateurs, couvre l'ensemble du territoire. Elle accompagne 60 millions d'assurés tout au long de leur vie, en prenant en charge leurs soins, indépendamment de leurs ressources, de leur situation ou de leur état de santé. Elle joue par ailleurs un rôle de régulateur du système de santé, cherchant à concilier la meilleure qualité et le meilleur coût.

Alors pourquoi la Sécurité sociale est-elle devenue une faiblesse? À cause de son déficit devenu abyssal en raison, d'une part, de la nature sans limites des soins remboursés et, d'autre part, de la suradministration.

Sur le plan des soins, la donne a en effet changé depuis 1945, en particulier à cause du poids croissant des maladies chroniques, telles que les maladies cardiovasculaires, les cancers ou les maladies métaboliques, et aujourd'hui la pandémie. Or, on en a trop demandé à notre système performant en soignant tout le monde et en remboursant tous les soins sans aucun arbitrage. Cela a fini par déposer sur ses épaules un poids financier insoutenable.

En outre, notre système est doté d'une très lourde administration. Cette dernière garantit un accès universel des Français aux droits, ce qui est bien sa philosophie, mais elle offre cet accès sans contrôler réellement les ayants droit... Autrement dit, elle ne lutte pas contre les faux ayants droit, qui seraient des millions et qui alourdissent encore le poids financier de l'ensemble.

La Sécurité sociale est sauvée une première fois de la faillite en 1995. Alain Juppé, alors Premier ministre, l'a fait entrer par la loi dans les comptes publics. Mais voilà qu'en 2005, Philippe Bas et Renaud Dutreil, deux conseillers d'État devenus ministre chacun à leur tour, en augmentent à nouveau le poids en créant la sécurité sociale des travailleurs indépendants (RSI), qui sera elle aussi bientôt absorbée par le régime général, sous la férule d'un autre conseiller d'État, futur Premier ministre : Édouard Philippe... Ce sera totalement indigeste !

Des CHU au mandarinat

La deuxième grande réforme date de 1958. Il s'agit de la réforme des hôpitaux, de Robert Debré, qui crée les centres hospitaliers universitaires (CHU) et le plein temps hospitalier. Il lui faudra dix ans pour se mettre en place, et vingt pour montrer ses effets pervers.

Pour le versant positif, de 1960 à 1990, le système hospitalier français connaît grâce à elle une transformation exceptionnelle. La carte sanitaire, résultant de la loi Boulin de 1970, permet alors à chacun d'accéder à des soins hospitaliers de proximité.

Pour le versant négatif, il y a le résultat de la « politique de participation » mise en place par Edgar Faure à la suite de Mai 68. Le nivellement par le bas commence avec la suppression des concours de l'externat, plus tard de l'internat, ce qui bien sûr plaît aux étudiants puisqu'ils peuvent tous bénéficier, sous le nom d'étudiants hospitaliers, de la formation pratique dispensée par l'externat. Mais l'allongement et la baisse de qualité de la formation de ces « bataillons de stagiaires » en seront cependant les conséquences. Ensuite vient l'autonomie des universités : le CHU de Paris éclate, par exemple, en dix facultés autonomes, ce qui multiplie par autant les postes administratifs et les doyens. Le célèbre mandarinat des patrons va changer de mains au profit d'un mandarinat administratif. Nos nouveaux médecins hospitaliers, devenus autant de « petites mandarines », verront désormais l'évolution de leur carrière dépendre toute leur vie du monde politique et de l'administration.

Le délabrement actuel

Depuis, le temps a passé, une cascade de contraintes nées de lois de plus en plus liberticides pour les soignants est tombée, la crise de la santé s'est installée. Les médecins sont plus que jamais devenus les otages des administrations et des tutelles. Oserai-je le dire ? Leur carrière dépend désormais plus de leur soumission que de leur prestige. Et le tableau de notre système de santé est de plus en plus inquiétant.

Diminution du nombre de lits

La France dispose d'environ 3 000 structures de soins : 1 389 établissements publics[1], 1 600 cliniques privées à but lucratif

1. Hôpitaux régionaux et universitaires, centres hospitaliers, centres hospitaliers spécialisés en psychiatrie et unités de soins de longue durée.

et à but non lucratif, auxquels s'ajoutent les hôpitaux militaires. C'est bien, seulement le nombre de lits a été divisé par deux en quarante ans... Nous sommes en effet passés de 731 lits pour 100 000 habitants à 378. La France dispose de 59 lits de réanimation pour 100 000 habitants contre 80 en Allemagne, et elle compte seulement 10 infirmières pour 100 000 habitants. Pire: les recrutements ne permettent même plus de remplacer les départs! Tous les gouvernements sont restés sourds face à ces besoins.

Augmentation des budgets

En principe, on devrait toujours avoir un excellent système car notre pays dépense pour la santé une part de sa richesse nationale plus élevée que la moyenne des autres pays développés. Sur les *787 milliards dépensés chaque année pour la protection sociale, la dépense moyenne par habitant est de 11 800 €. Dans cette somme,* 270 milliards sont consacrés à la seule santé. Malgré cela, tout va mal...

L'évolution des dépenses dans ce budget est également importante à observer. À titre de comparaison, en 1950, la consommation de soins et biens médicaux (CSBM) ne mobilisait que 2,5 % de la richesse nationale; en 2010, elle représentait 12,1 % du PIB[2]. Or il est important de le comprendre immédiatement: les honoraires médicaux ne représentent que 10 % de ces dépenses!

Parallèlement à ces coûts croissants, les recettes de l'État ont été compromises par un taux de chômage élevé et, à présent,

2. En voici un facteur explicatif: le nombre de malades pris en charge à 100 % dans le cadre des affections de longue durée (ALD) progresse de 5 % par an. Ils sont aujourd'hui près de 10 millions et représentent à eux seuls plus de 60 % du total des dépenses remboursées par l'assurance maladie. Entrons encore plus dans le détail: en 2004, le remboursement annuel par patient en ALD était d'environ 7 000 €; il atteint aujourd'hui 10 000 €.

par les mesures de sauvetage des entreprises menacées de faillite. La suradministration, les dégrèvements de certaines cotisations et le vieillissement de la population rendent impossible d'atteindre un équilibre à court terme.

Une dette sociale abyssale

Avant la pandémie de Covid, l'ardoise était de 269,8 milliards cumulés. Cette dette, détenue à 94 % par des investisseurs étrangers, avait alors été cantonnée dans la Caisse d'amortissement de la dette sociale (CADES). Grâce à de nouveaux impôts, à la contribution sociale généralisée (CSG), la CADES en avait déjà remboursé 110 milliards. Ce dispositif de remboursement devait être complété par la contribution au remboursement de la dette sociale (CRDS) et des prélèvements de solidarité sur les revenus du patrimoine et de placements[3].

Certes, cette politique d'amortissement de la dette avait déjà coûté plus de 47,2 milliards en intérêts, mais, en 2024, elle aurait été bénéficiaire grâce à l'ensemble de ces prélèvements... si la pandémie n'avait pas tout remis en question. Désormais, nous savons que les déficits vont exploser à cause de la Covid.

Alors que va-t-il se passer ? L'histoire reste à écrire car le déficit de la Sécurité sociale de l'année 2020 (près de 50 milliards) et une partie de la dette hospitalière (de plus ou moins 15 milliards) y sont transférés. La dette sociale devra être payée par des impôts nouveaux, par l'inflation... et par nos enfants[4].

3. Taux de prélèvement : CSG, 9,2 % ; CRDS, 0,5 % ; solidarité, 7,5 %.

4. Cette dette sociale abyssale est pourtant une naine comparée à la dette générée par la sphère publique, qui s'élevait à plus de 2 200 milliards avant la pandémie. Cette dette-là va atteindre des sommets, sans doute plus de 2 500 milliards en 2021, d'autant que l'on est loin de voir la fin du tunnel.

Les drames et les acteurs du terrain

Concrètement, sur le terrain, les hôpitaux sont exsangues, asphyxiés par les strates des administrations. L'afflux des malades de la Covid oblige les hôpitaux à annuler nombre d'interventions, car les lits de soins intensifs manquent faute de personnels. Cela entraîne une perte de chance pour les malades, des morts faute de dépistage ou de prise en charge rapide pour les cancers.

Trois exemples démontrent à eux seuls la gravité de la situation : les drames qui se jouent au SAMU, aux urgences et les événements indésirables graves (EIG).

Les drames au SAMU et au SMUR

Une guerre durait depuis des années entre les hôpitaux et les cliniques qui assuraient les urgences. Une autre guerre, tout aussi absurde, mais tout aussi grave, perdure entre les « Blancs » et les « Rouges », c'est-à-dire, d'un côté, les équipes du Service d'aide médicale d'urgence (SAMU) et du Service mobile d'urgence et de réanimation (SMUR), et, de l'autre, les pompiers. Chacun cherche à prouver qu'il est le plus compétent ou le mieux organisé pour prendre en charge les urgences préhospitalières.

À la lumière de la crise de la Covid, la Fédération nationale des sapeurs-pompiers de France (FNSPF) a sorti l'artillerie contre les agences régionales de santé (ARS), pointant du doigt des lourdeurs administratives et un manque de compétences. Selon un rapport de la FNSPF, les pompiers auraient été mis de côté alors qu'ils ont des moyens importants et une expertise pointue sur les situations d'urgence. Le rapport va même jusqu'à expliquer que les transferts de patients atteints du coronavirus en TGV médicalisés n'étaient que des plans de communication, de l'esbroufe.

Il est vrai que les centres d'appel 15 (SAMU) ont été rapidement saturés, y compris pour des cas qui ne relevaient pas du virus : « Restez-chez vous et prenez du Doliprane. » Cela a entraîné d'autres drames. En un mot : les centres d'appel 15, en situation de monopole, ont été mis en surcharge et ne pouvaient plus répondre efficacement aux appels.

On se rappelle qu'en 2018, l'affaire Naomi Musenga avait déjà frappé les esprits, car elle était décédée, à Strasbourg, quelques heures après avoir appelé le SAMU. Pendant son appel, deux opératrices s'étaient moquées de la jeune femme, ce qui avait gravement retardé les secours. Moins d'un an plus tard, le Dr Thomas Mesnier, député LREM de Charente, et le Pr Pierre Carli, patron du SAMU de Paris, ont rendu à Agnès Buzyn un volumineux rapport, « Pour un pacte de refondation des urgences ». Ce rapport voulait créer une nouvelle structure, le Service d'accès aux soins (SAS), qui aurait eu pour objectif de mieux orienter la population en cas d'urgence et d'éviter des déplacements inutiles à l'hôpital. Il devait être joignable en ligne ou par téléphone au numéro 113. C'était facile à dire… mais complexe à mettre en place puisque, si l'on compte le SAMU, le SMUR, les pompiers et police secours, il existe déjà le 15, le 17, le 18 et le 112 ! Pourtant, cette organisation représentait d'après ses auteurs « une garantie de sécurité ». Selon moi, c'est de l'utopie, puisqu'il est illusoire d'imaginer que le nombre de médecins volontaires ou de personnels bien formés sera suffisant pour être présents au sein de la plateforme SAS 24 h/24.

De toute façon, avec la pandémie de Covid tout a été mis aux oubliettes, alors même que de nouveaux drames ont frappé le SAMU et obligent à envisager de sérieuses réformes.

La désorganisation des urgences

Les urgences, elles aussi, traversaient déjà une grave crise depuis les dernières réformes, en particulier depuis que la complémentarité entre urgences publiques et privées a été détruite en 1996. Depuis, les cliniques, regroupées dans des chaînes, ne sont plus intéressées par les urgences puisque la tarification pour les actes non programmés y est en moyenne quatre fois inférieure à celle de l'hôpital. Elles s'orientent logiquement vers les soins les plus rentables pour ne pas disparaître. Par conséquent, les urgences affluent de plus en plus à l'hôpital : leur nombre a doublé en dix ans. En 2019, il a dépassé le chiffre effarant de 25 millions de passages ! Les cliniques à taille humaine qui les assuraient, elles, ont disparu, étouffées par les normes et les agences de santé. Elles n'accueillent donc plus que 3 de ces 25 millions de passages.

À cela s'ajoute le fait que, compte tenu d'un *numerus clausus* trop serré, les médecins ne sont plus assez nombreux en ville pour assurer les petites urgences. Le rôle des médecins de ville est pourtant fondamental. Ce n'est pas leur seule difficulté puisqu'ils souffrent également d'un défaut de formation, de sorte que, moins nombreux, ils ne sont en outre plus formés à la petite chirurgie (sutures). Et comme si cela ne suffisait pas, ils ne veulent plus ouvrir leur cabinet le soir pour recevoir les urgences pour la bonne et simple raison que, par décision politique, les consultations non programmées sont particulièrement mal rémunérées…

Donc ne reste pratiquement que l'hôpital pour assurer les urgences. Et là, que constate-t-on ? Que la réorganisation et la modernisation des services hospitaliers n'ont pas été entreprises ; qu'il n'y a même pas eu d'adaptation des locaux. Les directeurs étaient trop heureux de la manne financière que les urgences rapportent : 5 milliards par an ! En effet, une urgence, aussi bénigne soit-elle, rapporte plus de 200 € à chaque passage... Les urgences bénignes ont d'ailleurs quasiment disparu avec la pandémie, ce qui démontre les abus.

Des solutions existent pourtant. D'abord, lutter contre cet abus des urgences bénignes. À ce niveau, un premier pas est fait par le projet de loi de financement de la sécurité sociale de 2021, qui exige désormais un reste à charge pour le patient de 18 € pour toute urgence qui ne serait pas justifiée, et qui révise la tarification en ville des soins non programmés. Ensuite, un deuxième pas sera fait quand on cessera de croire que le salut passe par la création de *bed managers* dans les hôpitaux. Tout devrait commencer par la formation des médecins au cours de leur deuxième cycle d'études. La culture de l'urgence s'apprend, elle ne doit pas reposer sur les seuls urgentistes. Ainsi les médecins généralistes devraient savoir suturer. Enfin, les internes devraient, comme c'était le cas pour les générations précédentes, être formés à la prise en charge des urgences. Ce n'est pourtant pas dans ces directions que l'on va, comme nous le verrons plus loin.

Les événements indésirables graves (EIG)

Selon l'Organisation mondiale de la santé (OMS), plus de 30 000 patients décèderaient chaque année en France d'accidents médicaux. On appelle pudiquement ces événements de gravité variable des EIG. Les décès ne constituent que la part la plus dramatique de ces événements indésirables, qui seraient au nombre de 300 000 par an d'après une enquête récente. Plus d'un tiers d'entre eux seraient évitables car directement liés à des erreurs médicales.

Quelles en sont les causes ? « Les EIG seraient liés à une pratique médicale sous-optimale par défaut de formation, par perte de temps, par une rupture dans la continuité des soins ou des déviances par rapport à des protocoles, des règles ou des recommandations. » Autrement dit, ils relèvent d'un nombre important de défaillances humaines dans la chaîne des soins et, souvent, « c'est le maillon faible qui lâche ».

Je donne un exemple. La spécialité de chirurgie générale, qui permettait de prendre en charge les urgences, a été supprimée. Aujourd'hui, nombre de jeunes chirurgiens ne savent plus prendre en charge une hémorragie grave par rupture de grossesse extra-utérine ou une rupture de la rate. En outre, il n'y a plus d'internes en chirurgie pour accueillir les urgences en traumatologie ou abdominales. Seuls les urgentistes les prennent en charge... mais beaucoup ne sont pas formés à l'urgence chirurgicale...

Les EIG sont-ils évitables ? La réponse doit être nuancée. Une part importante de ces événements est inévitable car ils touchent des patients fragiles, âgés, souvent déjà dans un mauvais état de santé. Néanmoins, plus de 100 000 EIG par an « n'auraient pas eu lieu si les soins avaient été conformes à la prise en charge optimale ». Ainsi, un patient sur dix entrants à l'hôpital subit un événement indésirable lié à la qualité des soins ou au retard de sa prise en charge. Ce sont les actes invasifs endoscopiques et chirurgicaux qui sont à l'origine du plus grand nombre d'EIG, suivis par l'administration de produits de santé (médicaments et dispositifs médicaux implantables, comme les pacemakers). Au niveau de ces EIG médicamenteux, il est vrai que les traitements compliqués peuvent être difficiles à gérer pour les patients âgés. Mais les erreurs dans la transmission sont souvent en cause. Il en est de même avec le passage aux génériques, en particulier s'agissant des traitements anticoagulants ou antihypertenseurs dont l'efficacité est des plus irrégulières. Quant aux infections nosocomiales, elles représentent à elles seules 750 000 cas par an. Elles sont la cause directe de 4 000 décès par an, dont près de 30 % seraient évitables. Par exemple, dans nombre d'hôpitaux, la règle de ne pas opérer de l'orthopédie en dehors d'une salle réservée à cette pratique n'est pas toujours appliquée...

Mais la question fondamentale, qu'il faut oser poser, consiste à savoir si la première cause de tous ces drames n'est pas purement et simplement la destruction systématique de notre système de soins, qu'ont entrepris les politiques et les énarques.

La colère actuelle

Pourquoi nos élus restent-ils autistes face à cette situation ? Je me suis surpris à penser que les acteurs politiques ne s'intéressent au fond qu'à une chose : se faire réélire, développer leurs avantages et leur plan de carrière. Peut-être. Mais ce

1. Quel est l'état général du système de santé ?

qui me frappe est que, parmi les élus, siègent de nombreux soignants. Ne sont-ils pas censés alerter le président, le gouvernement et leurs collègues parlementaires de la crise profonde que traverse notre système? Dois-je en conclure qu'un médecin élu devient un politique et oublie son sacerdoce et ses devoirs? Car la liste est longue des médecins élus à l'Assemblée nationale, et il est piquant de constater qu'ils n'ont rien fait pour alerter sur la dégradation de l'hôpital et la pénurie de soignants... Sans doute parce qu'ils y ont participé? Rien n'a été fait pour désamorcer la crise des urgences. Rien non plus pour stopper la désertification médicale des campagnes qui a maintenant gagné les grandes villes. Et rien, hier, pour anticiper la pandémie alors qu'elle constituait un risque prévisible, ni rien, aujourd'hui, pour réarmer l'hôpital face aux nouvelles vagues.

Ces médecins-élus sont pourtant bel et bien à la manœuvre à l'Assemblée nationale et dans ses commissions : Jean-Pierre Door est cardiologue ; Pierre Morange est médecin généraliste ; Bernard Debré était urologue, Jean Leonetti cardiologue, et Philippe Nauche anesthésiste-réanimateur. Et que dire de Bernard Accoyer, ORL, qui était président de l'Assemblée nationale ? D'Agnès Buzyn, ministre ? Et parmi les hommes de La République en Marche, d'Olivier Véran, neurologue, et de Thomas Messier, urgentiste ?

Savent-ils que la révolte gronde et que l'hôpital se meurt? Ont-ils encore un contact avec la réalité que vivent leurs anciens collègues? Les cliniques sont moribondes ou regroupées dans des chaînes qui sont devenues autant de proies faciles pour les fonds de pension ou les compagnies d'assurances. Alors les soignants vont-ils se révolter contre cette administration et les agences de santé qui les paralysent ? Le fait est que les chefs de service, prisonniers de leurs plans de carrière, ont mis du temps à réagir. Quant aux médecins hospitaliers, ils se taisent car leur promotion dépend de leur coopération. Ils ont le souvenir de médecins célèbres qui ont été gravement sanctionnés quand ils ont voulu s'y opposer, comme les frères Judet au temps de VGE...[5]

Pour se défendre, les médecins bénéficient de syndicats et d'associations. Malheureusement, si ces structures sont représentatives, elles ne jouent pas ce rôle. Elles peuvent s'asseoir à la table des négociations conventionnelles, mais elles sont divisées. Elles représentent des intérêts contradictoires et sont souvent trop politisées. Le lecteur curieux en trouvera la liste et la présentation en annexe 1. Seul le terrain peut se mobiliser et manifester sa colère. De nouveaux collectifs se sont ainsi créés avec la crise, tels Inter-Blocs et Inter-Hôpitaux.

Leurs actions de grève, commencées en mars 2019 par la grève des urgences, ont culminé lors du « Blue Monday » du 20 janvier 2020 et avec des démissions hospitalières. Mais ces actions ont dû s'interrompre en février 2020 à cause de la pandémie. Les soignants démontraient ainsi une nouvelle fois qu'ils sacrifient toujours leur souffrance personnelle à leurs responsabilités envers les malades. La première vague passée, ils ont montré que leur colère n'était pourtant pas éteinte, reprenant

5. Jean et Robert Judet sont deux grands chirurgiens, célèbres à l'échelon international, qui ont essayé de s'opposer à la politique de santé de Valérie Giscard d'Estaing. Ils durent faire face à des procès. Ils furent condamnés en première instance. Leur Légion d'honneur, pour hauts faits de résistance, et leur chaire à la faculté de médecine leur a ensuite été retirée par décret du président de la République. En 1981, ils seront blanchis et rétablis dans tous leurs droits, mais le mal était fait.

leur manifestation en juin dernier et en octobre. Depuis, tout a été suspendu par la reprise de la pandémie. Ces collectifs sont donc réduits, pour faire entendre leur détresse, à multiplier les tribunes dans la presse. Par exemple, la tribune « J'accuse », parue le 8 décembre 2020 dans *Le Quotidien du médecin.*

Ce mouvement reprendra en 2021. Car les problèmes demeurent. Le Ségur de la santé, mis en place après le confinement, a entraîné la reprise des contestations car le compte n'y est toujours pas. Ni pour les recrutements, ni pour la formation, ni pour les augmentations de salaires. Les paramédicaux seront les premiers servis, avec une enveloppe de 7 à 8 milliards : ce sera, compte tenu leur nombre, une augmentation de 180 € par mois en deux tranches. Les salaires des internes suivront pour s'aligner sur le SMIC, mais ils resteront insuffisants au regard de leur temps de travail et de leur exposition en première ligne, sans parler des huit à dix ans d'études qu'ils ont faits après le bac pour prendre tous ces risques pour nous. Et les libéraux ? Ils ont eu droit à… des pelures d'oranges. Avec 900 millions à répartir, leur gain sera invisible… Ils devront, à leurs frais, se fournir en moyens de protection contre les épidémies. Décidément la médecine libérale continuera d'être mal traitée. Les déserts médicaux ne sont pas près de refleurir. Quant aux praticiens hospitaliers, tout reste à écrire vu leurs multiples statuts.

Le combat des soignants va donc continuer, mais sera périlleux avec cette crise. Les premiers mouvements avaient recommencé le 15 octobre ; ils ont tout de suite été limités avec la pandémie, avant de repartir en janvier 2021. Devant l'immobilisme de l'État, il est à craindre que des démissions suivent.

Mais avant d'approfondir les défis actuels et la souffrance de notre personnel soignant, je voudrais revenir en détail sur ce qui a conduit à cette situation, c'est-à-dire sur l'incroyable histoire de la destruction de notre système de santé.

2.
Comment l'administration a tué l'hôpital public ?

[La] question véritable est quelle proportion de la bureaucratie québécoise de la santé ne fait que s'occuper d'elle-même, sans que l'existence de patients dans le monde réel n'y compte pour quoi que ce soit ?

Mario Roy

L'hôpital est étouffé par les agences de contrôle, mais il l'est aussi par sa propre administration. Il manque de lits et de soignants car il y a toujours plus de barreurs à l'hôpital, les administratifs, et moins de rameurs, les soignants. La formidable réforme de 1958, avec la création des CHU, a placé l'hôpital dans le train du progrès, mais ce train a ralenti car le système est resté en retard. Plus grave : il s'est alourdi avec des wagons administratifs de plus en plus chargés au fil des nouvelles lois de santé. En un mot, l'État détruit ce qu'il a créé à force de légiférer à tout-va et de mettre partout son administration et sa rigidité.

L'hôpital, une usine à gaz administrative

La dette hospitalière frisait les 50 milliards avant que l'État en cantonne une partie dans la CADES. Qu'importe la technique comptable : le mal structurel persiste, il est organisationnel. Les charges et les dépenses externes sont en augmentation de 4 % par an. Malgré un budget de plus de 70 milliards par an, les déficits dépassaient le milliard d'euros avant même la Covid. Dans le même temps, les problèmes de recrutement des médecins et de tous les personnels soignants s'aggravent.

Voilà surtout un chiffre qu'il faut retenir : l'hôpital absorbe près de 40 % du budget santé pour n'assumer que 25 % des soins ! Comment l'expliquer ? L'hôpital compte 1 200 000 salariés, mais seulement 100 000 médecins. 30 % des postes titulaires ne sont pas pourvus et 30 000 médecins ne sont pas issus de nos formations diplômantes. En revanche, l'hôpital dispose de 33 % de personnels technico-administratifs, ce qui est bien plus que les 22 % en Allemagne. Ce personnel administratif coûte 5,5 % du budget santé, soit deux à trois fois plus que celui de nos voisins d'Europe du Nord. Et je ne rappelle même plus ici le nombre effarant des agences et autres organismes de santé en France. Nicole Delépine décrit admirablement le problème :

« À partir de quel moment un appareil bureaucratique devient-il nocif pour la fonction même qu'il est censé assumer ? À partir d'une certaine masse critique, une bureaucratie tend à croître de façon automatique, sans rapport avec le réel, échappant à toute autorité... »

Les personnels de direction

La situation de l'hôpital français est la même qu'au Québec, caractérisée par la paralysie par l'administration. En France, le nombre d'échelons administratifs a augmenté à chaque réforme, les strates de direction de l'hôpital s'empilant sans s'annuler. La plupart des médecins et infirmières constatent ainsi une augmentation importante de la hiérarchie administrative qui les paralyse et les détourne des soins. Mais qu'a-t-on vu durant la pandémie ? Que les médecins ont repris leur pouvoir organisationnel dans l'urgence, pendant que les directions restaient cloîtrées dans la peur d'être contaminées.

Prenons, par exemple, l'Assistance publique-Hôpitaux de Paris (AP-HP) pour voir comment tout ce beau monde fonctionne. Elle regroupe 39 hôpitaux pour un total de 20 000 lits. Elle compte surtout plus de 100 000 salariés, dont 12 500 médecins, 3 000 internes et 16 500 infirmiers et aides-soignants. Les difficultés de recrutement sont particulièrement marquées, comme dans toute l'Île-de-France. Mais les strates administratives se sont surtout multipliées, empêchant une revalorisation réelle des salaires !

Une idée de ces strates? Aux agences régionales de santé (ARS) et aux groupements hospitaliers de territoire (GHT) se superposent le siège central, la direction hospitalière (avec parfois plus de 40 directeurs), le directoire, le conseil d'administration (CA), le conseil de surveillance (CS), la commission médicale d'établissement (CME), la direction technico-administrative, les pôles et les services...

Les 12 groupements hospitaliers (GH) sont ramenés à 6. Il y a donc un directeur de GH, mais il existe toujours un directeur pour chaque hôpital. La réforme garde 75 départements médicaux universitaires. Comment assurer pour les chefs de service leur triple mission de soins, d'enseignement et de recherche avec cette surcharge administrative ?

Les salaires du directeur à l'infirmière

Dans un CHR, le salaire annuel des directeurs généraux monte jusqu'à 134 000 euros. Lorsqu'on ajoute les indemnités et les primes (une vingtaine), la donne change complètement. Ces dernières sont en moyenne équivalentes à 85 % du traitement indiciaire. On peut donc doubler leur salaire. Ainsi, un décret de 2012 permet de leur octroyer une prime annuelle qui peut atteindre 67 200 € par an s'ils acceptent de rester plus de cinq ans dans des hôpitaux en difficulté. Bref, leur salaire annuel peut s'élever à près de 200 000 €.

Ces dépenses incontrôlées expliquent la pénurie de soignants car, eux, en revanche, sont sous-payés faute de budget. Cette pénurie est également la conséquence de la réforme des 35 heures avec des salaires parmi les plus bas d'Europe. Des dizaines de milliers de postes sont vacants. La situation est encore plus grave pour les infirmières car, avec un salaire moyen de 2 000 € mensuel, comment peuvent-elles se loger dans la capitale ou sa proche banlieue ?

Tarification folle et agences obèses

Nos théoriciens de la santé s'ingénient à modifier les systèmes de rémunération, mais l'enveloppe des dépenses étant fixée annuellement par l'État au moyen de l'objectif national des dépenses d'assurance maladie (ONDAM), c'est mission impossible. C'est en fait une politique des vases communicants. Aussi je voudrais prendre le temps de revenir sur l'évolution de la tarification, qui en dit long sur la gestion de notre système de santé par les hauts fonctionnaires et qui a conduit à l'accouchement de monstres hospitaliers, à la désorganisation des services pendant la pandémie et, hélas, à une surmortalité chez les patients.

Avant 1983 : le prix de journée

Jusqu'en 1983, les hôpitaux étaient financés au prix de journée. Chaque année, l'établissement déterminait un projet de budget, fondé sur ses prévisions d'activité et de dépenses. Ces dépenses dépendent du nombre d'admissions, des frais de traitement et de matériels, de la durée des séjours et du nombre des personnels. Cette méthode de tarification poussait à garder plus longtemps les patients, ce qui d'ailleurs, en général, leur convenait. Les déficits éventuels étaient incorporés dans les charges des années suivantes, donc couverts. Ces modalités inéquitables étaient cependant inflationnistes.

De 1983 à 1996 : le budget global

Pour remédier à ces défauts, il fut décidé d'accorder aux hôpitaux une dotation globale en début d'année, non modifiable en cours d'année quelle que soit l'activité. Cette dotation était fondée sur le budget de l'année précédente. L'augmentation d'une année sur l'autre était décidée par les directions départementales de l'action sanitaire et sociale (DDASS). Faire progresser l'activité n'avait dès lors pas d'intérêt pour la marche globale des établissements. Pire : investir dans des matériels nouveaux était contreproductif.

De 1996 à 2004 : la rémunération à la performance (PMSI)

En 1996, une idée a germé… transposer en France un système d'évaluation de l'activité hospitalière imaginé aux

États-Unis! Nos deux systèmes de santé ne sont pourtant en rien comparables. Ce système consistait à regrouper les séjours des patients dans des groupes considérés comme homogènes en fonction de leurs caractéristiques médicales et de la consommation des ressources induites. Avec ces groupes homogènes de malades (GHM) apparaît un nouvel acteur dans l'hôpital, le directeur de l'information médicale (DIM)... alors que l'on manque de soignants. À partir de 1995 furent ainsi établies des études nationales de coûts à méthodologie commune (ENC). Dès lors, en additionnant les volumes de points engendrés par les différents GHM, on avait une mesure en points de l'activité réalisée par un hôpital, ou par une région. Cet indicateur fut baptisé indice synthétique d'activité (ISA). En rapportant le budget d'un établissement ou d'une région à son indice d'activité, on obtenait leur valeur du point ISA, théoriquement comparable d'un endroit à l'autre. Quelle belle usine à gaz... L'explosion était proche!

Depuis 2004 : la tarification à l'activité (T2A)

Nos brillants théoriciens de la santé décident finalement de revenir à un mode de financement fondé sur l'activité. Mais... en restant dans l'enveloppe de l'ONDAM fixée depuis 1996 par le Parlement. C'est donc un système encore plus pervers car si cette activité croît trop vite, le ministère baissera arbitrairement les tarifs en cours d'année pour ne pas dépasser l'enveloppe. En outre, la tarification à l'activité (T2A) prévoit une convergence entre secteur privé et secteur public, c'est un non-sens!

Le plan Hôpital 2007, notons-le au passage, a été mis en place au ministère de la Santé sous l'autorité du haut fonctionnaire Jean Castex. Il fut le promoteur zélé de cette réforme majeure, mais néfaste, un des piliers de la transformation de l'hôpital en entreprise.

Car c'est bien de cela qu'il s'agit. La T2A a fait de l'hôpital une « entreprise de production de soins ». L'établissement ne reçoit plus un budget destiné à répondre à des besoins, mais est rémunéré d'après sa « production ». Et comme dans toute entreprise, celle-ci doit être suffisante et rentable.

La conséquence est inéluctable. Les hôpitaux sont financièrement incités à sélectionner les pathologies les mieux rémunérées et les patients n'entraînant pas de « surcoûts ». Les personnes âgées, ayant de multiples pathologies, ont du mal à être prises en charge. Avec la Covid, on les laissera quasiment abandonnées à elles-mêmes dans les Ehpad...

À l'hôpital, pour être rentable, un séjour doit être court. Mieux vaut donc renvoyer au plus vite (et parfois trop vite) le malade chez lui... quitte à le réadmettre quelques jours plus tard, en générant un nouvel acte à nouveau « rentable ». Les missions de service public, la nécessité de disposer de lits disponibles pour faire face à des événements exceptionnels (épidémie) n'ont guère de place dans un tel système, ce qui explique en grande partie le drame actuel dans nos hôpitaux.

Depuis ces réformes les difficultés s'accumulent : accroissement des tensions au niveau des urgences, allongement des temps d'attente pour les activités programmées ou non programmées, émiettement et manque de visibilité du système de soins, inégalités géographiques dans la répartition des professionnels de santé...

La Covid est en train d'achever la T2A car l'hôpital ne peut plus faire face aux demandes de soins sans que l'on augmente ses capacités. Mais Jean Castex est de retour en tant que Premier ministre, avec Nicolas Revel comme directeur de cabinet.

Demain ? Des ARS obèses et dirigistes

Qu'est-ce qui nous attend prochainement ? Une organisation de plus en plus transférée vers les territoires et cadrée par les agences régionales de santé (ARS) et les groupements hospitaliers (GH). C'est, en effet, l'orientation initiée par les deux dernières lois de santé. Un dispositif conventionnel, obligatoire depuis juillet 2016, exige des établissements publics de santé qu'ils s'engagent à se coordonner autour d'une stratégie de prise en charge commune et graduée du patient, formalisée dans un projet médical partagé. Le principe est d'inciter les établissements de santé à mutualiser leurs équipes médicales et à répartir les activités de façon à ce que chaque structure trouve son positionnement dans la région. Si le but est de mieux organiser les prises en charge, territoire par territoire, l'objectif de garantir à tous les patients un meilleur accès aux soins est utopique. C'est surtout une nouvelle usine à gaz, qui va coûter cher avec toujours plus d'administration et de contraintes.

Prenons l'ARS la plus importante, celle d'Île-de-France. Elle était déjà obèse, elle est devenue une véritable dictature. Elle est divisée en directions et en pôles de compétences. Aurélien Rousseau, directeur général (DG) de l'agence, a été nommé en Conseil des ministres. Il est secondé par Nicolas Péju, directeur général adjoint, qui anime le réseau des délégations territoriales et pilote la mise en œuvre des projets prioritaires de l'agence. Pour l'exercice de ses missions, le DG s'appuie sur un comité exécutif (ComEx) composé de dix membres, responsables des grandes directions de l'agence, et d'un comité de direction

(CoDir), qu'il préside. Ce dernier est composé du ComEx, des délégués territoriaux et des sept «pôles métiers». C'est bien cette agence obèse de fonctionnaires qui a été incapable de trouver des masques et qui a privé les cliniques de produits anesthésiants…

T2A et surmortalité des patients

Un autre effet pervers de la T2A: une surmortalité de 9 % pour les patients en attente aux urgences. Faute de personnels et de places, beaucoup de patients passent en effet des heures, voire des nuits entières sur des brancards dans les couloirs. Les lits disponibles existent dans ces monstres hospitaliers, mais leur disponibilité n'est pas toujours répertoriée, ou bien faute de personnels ils sont «fermés». La pandémie, au lieu de faire accélérer ces restructurations, a tout arrêté. Patrick Pelloux réclamait des moyens supplémentaires pour les urgences. À l'inverse, la nièce de Pierre Mauroy, la Pr Brigitte Mauroy, une urologue, plaidait pour des réformes d'envergure pour résoudre l'engorgement de ces services. Elle a raison!

Le révélateur Covid

Les établissements de santé sont confrontés, comme je viens de l'expliquer, à des injonctions paradoxales: d'un côté, ils doivent répondre aux besoins des populations liés à des pathologies chroniques et, de l'autre, ils doivent trouver un modèle économique centré sur la tarification à l'activité.

À l'hôpital, le virage ambulatoire a entraîné la fermeture de milliers de lits pour maintenir l'objectif du flux tendu.

Ce manque de lits a été catastrophique durant la Covid. De plus, dans la chaîne de soins, il y a des maillons faibles, ce qui entraîne des retards et des complications obligeant à des réhospitalisations.

Aujourd'hui, la pandémie s'ajoutant à des réformes meurtrières, la situation en chirurgie est devenue particulièrement inquiétante, et les soignants vivent de véritables drames à l'hôpital.

La situation inquiétante en chirurgie

Avant même la pandémie, l'avis du chirurgien était déjà retardé par un système administratif obèse, d'autant plus que nombre d'urgentistes sont mal formés au diagnostic chirurgical. Ils attendent le sacro-saint scanner avant d'appeler le chirurgien. Celui-ci est souvent indisponible, car il est presque toujours en train d'enchaîner les interventions et ne peut pas quitter le bloc opératoire. Pire : épuisé par sa longue garde, il passera la main à l'autre équipe, à condition que l'on n'oublie pas de la prévenir.

Des urgences souvent graves sont ainsi de plus en plus souvent opérées avec retard, voire seulement le lendemain[6] ! Ainsi, sur 1 500 urgences chirurgicales recensées dans une enquête, 40 % d'entre elles ont fait l'objet d'une prise en charge inadaptée. Il y a eu 9 % de retards de prise en charge aux urgences, 9 % d'erreurs de diagnostic malgré le scanner et 20 % de retards de prise en charge par le chirurgien, soit près de 40 % de prises en charge défectueuses ! Cela concernait des grossesses extra-utérines rompues, des hernies étranglées, des péritonites, des

6. « L'accès à la chirurgie », séance tenue à l'Académie Nationale de Chirurgie le 11 septembre 2019, modérée par le Pr Hubert Johanet.

occlusions intestinales pour l'essentiel des cas. Pour toutes ces pathologies, une attente de plus de six heures peut mettre en jeu le pronostic vital, et l'on a d'ailleurs recensé dans cette enquête plusieurs décès. Et que dire de ce dernier chiffre ? Un urgentiste passe en moyenne 35 % de son temps à trouver une place à ses patients compte tenu du *lean management*...

Pendant la pandémie, pratiquer les actes de chirurgie pose un grave problème à cause de la pénurie de lits de réanimation et du danger de contamination en cas d'opération de malades pouvant être positifs au virus Covid-19. Ces risques sont notamment majeurs en cas de cœliochirurgie (une chirurgie mini-invasive) pour l'équipe soignante.

Et que va-t-il se passer après la nouvelle vague et les nouveaux reports des interventions chirurgicales ? La reprise de la chirurgie, après le premier confinement, a été d'une grande complexité faute de moyens suffisants. Cela nécessitera beaucoup de temps pour rattraper les retards, car on déprogramme à nouveau les interventions à l'hôpital. Cela entraîne une perte de chance pour de nombreux patients et une surmortalité.

Il faut bien en prendre la mesure : depuis la mise en place du plan blanc, le 13 mars 2020, 85 % des interventions chirurgicales programmées chaque année en France ont été reportées, soit près d'1,1 millions d'actes ! Il en est résulté de nombreuses aggravations des pathologies dues au retard de prise en charge, non seulement en oncologie, mais également dans les autres disciplines.

Des drames pour les soignants

Trop de postes sont vacants ou occupés par des vacataires, voire par des « mercenaires », c'est-à-dire des vacataires payés au coup par coup, ou des médecins qui n'ont pas nos diplômes. La démotivation des équipes, harassées, a provoqué des suicides, des arrêts de travail et des démissions. Le *burn out* et les situations de harcèlement se sont multipliés. Faute de moyens de protection, beaucoup de soignants ont été contaminés par le Covid-19.

Avec la pandémie, les vraies réformes ont été mises au placard. Les médecins ont pourtant fait preuve d'une grande résilience. L'administration, elle, reste réfugiée dans ses bureaux, sous le coup de la peur, et les laisse enfin travailler. Ils se sont organisés avec le retour des cycles de huit heures ou de douze heures pour les personnels soignants. Ainsi un circuit dédié « Covid » a permis de séparer les flux. *A contrario,* celui des « petites urgences » s'est tari ! Mais les médailles et les primes ne remplaceront pas les augmentations de salaires et ne feront pas oublier le manque de masques de protection.

Le bon travail des médecins ne peut pas non plus cacher que la saturation des lits de réanimation a fait reporter la chirurgie lourde et le traitement des cancers avec des délais peu compatibles au regard de la gravité médicale. La presque totalité des hôpitaux publics et privés du territoire se sont ainsi vidés des autres pathologies, dont le traitement a été renvoyé aux calendes grecques.

Des malades, paniqués par la Covid, sont morts chez eux d'une insuffisance cardiaque ou du déséquilibre de leurs pathologies chroniques. La plupart des médecins libéraux, généralistes et spécialistes avaient dû fermer leur cabinet faute de masques de protection. En France, on ne soignait plus, on attendait !

Quant aux cliniques privées, elles ont été réquisitionnées, mais leurs lits n'ont pas été utilisés ! Pire : on leur a interdit d'opérer !

Hôpitaux de campagne et débâcle des hôpitaux

Alors, effrayés par la débâcle que vivaient les hôpitaux publics devant l'afflux des cas Covid, qu'ont donc inventé nos politiques pour vaincre la pandémie ? Loin de reconnaître leur responsabilité, ils ont imaginé le déploiement d'hôpitaux de campagne et d'antennes ! « Nous sommes en guerre », a dit le Président. On se croirait revenu au XVIIIe siècle ! C'est en effet le 17 janvier 1708 que Louis XIV a fondé le corps des officiers de santé aux armées. Les ambulances volantes et les antennes ont, quant à elles, été créées en 1792 par Dominique-Jean Larrey, alors que l'état-major voulait réserver les dépenses pour l'armement. Déjà les problèmes budgétaires opposaient les soignants à l'administration.... Et nous, en pleine débâcle, voici que nous réutilisons « les ambulances volantes » que sont devenus nos trains et nos avions pour évacuer les malades des services de réanimation surchargés, et les transférer dans d'autres centres ou dans des hôpitaux de campagne...[7] La situation est très grave !

7. Le budget des hôpitaux militaires représente 1 % de celui des hôpitaux civils. L'hôpital du Val-de-Grâce, qui fut longtemps le fleuron des hôpitaux militaires, a été transformé en pôle de recherche. Le cas n'est pas unique. Les hôtels-Dieu étaient installés au milieu des villes au Moyen Âge. De ce fait, ils causaient de graves épidémies. Beaucoup ont dû fermer, car on ne pouvait pas les moderniser. De nouveaux hôpitaux ont alors été construits à la périphérie des villes. D'importants budgets furent dégagés pour y parvenir, provoquant un endettement souvent à des taux toxiques impossibles à rembourser. Pendant ce temps, les anciens bâtiments ont été mal valorisés car ce patrimoine, souvent classé, est difficile à transformer.

La formation en panne

Depuis la destruction de l'élitisme, la formation des médecins est en panne, et hélas elle accompagne la mort de l'hôpital. La suppression du concours de l'externat a plu aux étudiants, mais ce fut une grave erreur. Celui de l'internat a été un crime. Il a eu lieu en 2002, avec pour arme la nouvelle loi de santé Kouchner. Ce concours avait été créé par Bonaparte le 4 ventôse de l'an X (10 février 1802) ; il a surtout permis, par son élitisme, de hisser la médecine française en haut de l'affiche.

Dans le passé, l'internat par concours formait une élite en sélectionnant les plus travailleurs et les plus performants. Grâce à ces concours indépendants des examens de faculté, les étudiants pouvaient avancer plus tôt dans le cursus universitaire avec une formation dans les meilleurs services. Par ailleurs, la présence du corps prestigieux des internes, 24 h/24, assurait la permanence des soins à l'hôpital[8].

Tuer l'élitisme va tuer l'hôpital. L'internat pour tous rend en effet impossible une formation d'excellence, vu le nombre d'internes à former, plus de 26 000 ! C'est bien simple, après le cursus universitaire en faculté et des stages, tous les étudiants en médecine sont désormais internes. Mais ces nouveaux internes sont mal préparés à prendre leurs fonctions car les stages préparatoires sont non seulement insuffisants en nombre, mais ils sont également médiocres. La formation est

8. L'Association amicale des anciens internes en médecine des hôpitaux de Paris (AAIHP), nommés par concours, dont je suis le vice-président, essaye de faire revivre ce passé prestigieux pour reconstruire le système hospitalier qui devrait rester élitiste.

plus théorique que pratique, sans contacts suffisants avec les malades[9].

Au lieu du prestigieux corps présent 24 h/24 à l'hôpital, nos « docteurs juniors » sont donc la moitié du temps en dehors de l'hôpital, en stage, ou pour suivre des cours théoriques, ce qui est du temps perdu. En outre, les internes féminisés à 60 % visent pour la majorité le salariat. Cela risque de désorganiser un peu plus les services car ils seront moins présents à l'hôpital. La bonne marche des soins va être compromise, d'autant que les internes ne pourront plus être en responsabilité avant leur dernière année. L'internat sera certes allongé d'un an pour « améliorer » leur formation – en fait pour augmenter artificiellement le nombre de ces personnels peu payés. Par ailleurs, et cela est très grave, avec la pénurie de médecins, ils ne pourront pas faire de remplacements en médecine libérale avant leur dernière année, quand ils seront enfin en responsabilité ! Les internes étaient dans ma génération, avec les chefs de clinique, le maillon fort de l'hôpital. Que deviendront-ils ? On ne leur confie plus de responsabilités.

Conséquence de tout cela : les praticiens hospitaliers déjà au bord de la rupture doivent prendre plus de gardes. Les plus motivés baissent les bras ou démissionnent. Et, coup de grâce, alors qu'ils sont en *burn out*, l'on veut fermer leurs salles de garde. « Toute personne a droit au repos et aux loisirs et notamment à une limitation raisonnable de la durée du travail et à des congés payés périodiques », stipule l'article 24 de la Déclaration universelle des droits de l'homme. La grève nationale totale

9. Le président de la Conférence des doyens, Jean Sibilia, que j'ai rencontré lors de la mise en place de cette réforme, en avait pris conscience, mais il n'avait aucune marge de manœuvre.

des internes de décembre 2019 a été suspendue après le «Blue Monday» du 20 janvier 2020, en raison de la pandémie. Mais telle était déjà la réalité du terrain à l'époque: «Les internes travaillent vingt-quatre heures d'affilée sans dormir en garde, sauve des vies, se font agresser, et sont payés en dessous du SMIC à 9 €/h en garde.» De nouveaux suicides et la contamination de 40 % d'entre eux par le Covid-19 ont remis au premier plan leurs revendications[10].

Leur dernier bastion de liberté à l'hôpital restait la salle de garde. La disparition de beaucoup d'entre elles laisse un goût amer, car cela annonce la mort de l'internat. « La salle de garde, c'est l'école du respect et de la solidarité», écrit Diane Lazard[11]. «Ceux qui ne côtoient ni la mort ni la souffrance dans leur quotidien ne peuvent comprendre nos "excès" en salle de garde.» La salle de garde, c'est un refuge où l'on vit et où l'on oublie les drames et la mort vécus au quotidien![12] Or, la haute administration a voulu la disparition de cette dernière caste élitiste et soudée qui résistait encore à ses oukases.

10. Voir Jérôme Marty. *Le Scandale des soignants contaminés*, Paris, Flammarion, 2020.
11. Promotion AAIHP, 1999.
12. Voir Jean-Pierre Brunet (dir.), *Les Internes racontent... la salle de garde. Soixante-dix ans de souvenirs hospitaliers*, Paris, éditions de l'AAIHP, 2013. L'auteur est issu de la promotion 1961.

3.
Comment l'État a tué les cliniques ?

Certains médecins, en vous tâtant le pouls, ont une façon de vous prendre par la main qui semble tout de suite vous guider vers un monde meilleur.
Paul Masson

C'est une vieille idée fixe des énarques: étrangler les cliniques. Leur mort a été entérinée par les ordonnances Juppé de 1996. Le mode opératoire fut d'une grande perversité: multiplier les normes et les contraintes pour les asphyxier. Plus récemment, la crise sanitaire due au coronavirus a généré un véritable paradoxe. Pour soulager l'hôpital public, les dernières cliniques privées ont été tenues de réduire, dès le début de la pandémie, leur activité afin de libérer des lits pour accueillir les patients Covid. Mais leurs lits sont restés la plupart du temps vides, l'hôpital public se débrouillant finalement seul en déprogrammant la chirurgie non urgente. Le comble est que les ARS interdisaient malgré tout aux cliniques privées d'opérer. Les interventions «non urgentes», même pour certains cancers, devaient être reportées. Par ailleurs, les ARS les privaient de certains produits anesthésiques qu'elles réservaient pour les réanimations hospitalières. Les cliniques privées sont donc restées paralysées… à moitié vides.

C'est sur l'histoire de l'incroyable asphyxie des petites cliniques familiales, qui a provoqué l'apparition de chaînes de cliniques privées, appartenant cette fois à des groupes d'intérêts financiers très éloignés de la compassion médicale, que je voudrais à présent revenir.

Des cliniques garrottées par les normes

Des centaines d'établissements, souvent très performants, ont fermé suite aux ordonnances Juppé, pour l'unique raison qu'ils ne pouvaient faire face aux nouvelles normes léonines désormais imposées. Les mises aux normes draconiennes, nécessaires pour les grands hôpitaux, étaient ubuesques pour des établissements plus petits. Certains assuraient pourtant les urgences avec bonheur et leurs chirurgiens y étaient à temps plein avec des contrats qui garantissaient leur avenir.

Dominique Coudreau était à cette époque à la tête de l'agence régionale de l'hospitalisation (ARH) d'Île-de-France. Il déclarait en 2004: «Je les ai garrottées par les normes.»[13] Elles doivent alors fermer pour respecter la nouvelle carte sanitaire car il y avait, disait-on à l'époque, trop de lits. Elles doivent fermer ou devenir des lieux de «soins de suite» pour désengorger les

13. Dominique Coudreau, un des principaux acteurs de cette politique, commence sa brillante carrière au ministère du Travail, à la direction du Budget, puis au ministère de l'Économie et des Finances. Ensuite, il occupe la fonction de directeur de la Caisse nationale de l'assurance maladie. Il a également dirigé à l'Institut Montaigne le groupe de travail «Hôpitaux», qui a fait paraître en 2004 un rapport, «L'hôpital réinventé». Il est, en 2005, président du conseil d'administration du groupement d'intérêt public relatif au dossier médical personnel (DMP). Avant cela, il était devenu directeur de l'ARH d'Île-de-France, ce qui lui permit de tuer les cliniques «familiales». Voir le site de Raymond Gatelmand, lachirurgiesacrifiee.com

hôpitaux. Ainsi, rien que dans les Yvelines, 9 petites cliniques ont été fermées en quelques années.

Au CHPY, j'avais, avec une petite équipe, pu prendre en charge 132 000 urgences. J'ai également pu y opérer, en trente ans, plus de 25 000 interventions de chirurgie viscérale. Les relations administratives étaient, dans ce cadre, loyales et directes. Je me souviens d'une anecdote, qui remonte au début de mon installation. Je pratiquais déjà des interventions de chirurgie lourde, pour des cancers digestifs en particulier. Il manquait une infirmière par étage. Ne pouvant pas obtenir ce recrutement compte tenu de l'inertie de la direction, je décidai de laisser à chaque étage une dizaine de lits vides. Après une rencontre électrique, j'obtins satisfaction. J'avais même pu faire une émission télévisée sur la première chaîne, qui retransmettait en direct une première mondiale : la pose d'une prothèse biliaire. J'en étais l'inventeur.

Après la fermeture de ces cliniques à visage humain sont nées les cliniques de soins de suite et les chaînes. Car voilà le paradoxe : Dominique Coudreau, ce fossoyeur des cliniques, a favorisé les chaînes appartenant à des groupes d'intérêt. Il est devenu ainsi le conseiller du président de la Générale de Santé. Avec Jean Castex, on peut dire qu'il participa aux fondements de la crise actuelle en mettant en place la tarification à l'activité, la fameuse T2A que j'ai présentée dans le chapitre précédent. Au prétexte de sécurité, d'économies et de rentabilité, ils ont poussé à la fermeture des petits hôpitaux et des maternités de proximité qui n'atteignaient pas le « seuil de rentabilité » ou ne répondaient pas aux normes.

Les cliniques avaient compris depuis longtemps que, pour survivre, des économies d'échelle étaient indispensables. Ces cliniques familiales ne pouvant pas s'y adapter ont donc été absorbées par des grands groupes, tels la Générale de Santé ou Ramsay Santé ou ELSAN[14]. Il est à craindre qu'à terme, les mutuelles et les fonds de pension en prennent le contrôle et salarient leurs médecins.

Hôpital *vs* chaîne de cliniques privées

L'hôpital, face à la force de ces groupements de cliniques, est-il en train de perdre son attrait ? Acceptera-t-il de renoncer à son quasi-monopole sur les urgences ? Peut-il rattraper son retard face au dynamisme des cliniques privées ? Réponse brutale : l'hôpital est plombé par son administration. Pour régler ses problèmes, je reprends ici une image que j'ai utilisée plus haut, l'hôpital met toujours plus de barreurs (les administratifs) que de rameurs (les soignants). Il a ainsi créé le DIM, le *bed manager*, la CME et les chefs de pôle avec des sous-directeurs et encore d'autres administratifs pour les contrôler… Pour quelque peu nuancer la réponse, je vais donner quelques exemples comparant les forces et les faiblesses des hôpitaux et des cliniques.

Les maternités

On a décidé de fermer les petites maternités au prétexte de sécurité pour les concentrer dans les grands hôpitaux. Or,

14. Ramsay Santé est le leader européen de la prise en charge globale du patient : ce groupe compte aujourd'hui 36 000 salariés et travaille avec près de 8 600 praticiens. ELSAN est, quant à lui, né du rapprochement entre Vedici et Vitalia en 2015, puis de l'acquisition de MédiPôle Partenaires en 2017 : ce groupe totalise en France 120 cliniques et hôpitaux privés et compte 25 000 collaborateurs, dont 6 500 médecins.

femmes et enfants étaient bien mieux dorlotés dans les petites maternités que dans les « usines à bébés », comme le clament haut et fort les personnels qui défilent chaque fois qu'une maternité est de nouveau menacée. De plus, elles coûtent moins cher.

La France est mal classée en termes de décès maternels par hémorragie de la délivrance, et de complications néonatales. Le seuil de sécurité se trouve aux alentours de 1 000 accouchements par an. On ne doit plus accoucher dans sa voiture ou chez soi : une proximité raisonnable reste donc nécessaire, d'autant que les grandes maternités hospitalières coûtent très cher et connaissent aussi des problèmes liés à la pénurie de sages-femmes et d'anesthésistes. À ce titre, les maternités privées ont toute leur utilité.

Les blocs opératoires

Cent vingt blocs opératoires, qui ont une activité trop faible, auraient dû être fermés pour des raisons de sécurité et de qualité de soins dans des petits hôpitaux. Les équipes, qui opèrent souvent ensemble, acquièrent l'expérience des cas les plus difficiles et savent mieux gérer les complications qui peuvent survenir. Au contraire, dans les établissements à faible activité, le travail intérimaire en rapport avec la vacance des postes (entre 25 et 33 % selon les spécialités) s'ajoute au peu d'expérience des équipes, cumulant des risques évitables. Opérer avec des chirurgiens mal formés, des anesthésistes et des infirmières vacataires ne créent pas l'écosystème propice aux meilleurs soins… Pour user d'une métaphore : si tout le monde peut naviguer par vent faible sans courant sur un lac aux eaux plates, rares sont ceux à même de courir le Vendée Globe sans avoir accumulé des miles de navigation par gros temps.

Se connaître, se faire confiance, anticiper passe par une pratique soutenue des mêmes acteurs ensemble. Or, c'est dans les cliniques privées que cette compétence est la mieux située. Mais avec la politique des regroupements dans des chaînes et avec les normes imposées, des centaines d'entre elles ont disparu ! C'était dans ces établissements d'une centaine de lits que la proximité permettait de traiter la plupart des urgences avec sécurité et à moindre coût.

La transplantation

En revanche, face à l'éparpillement des centres de transplantation, des questions se posent. Pourquoi cinq services parisiens font-ils encore des greffes d'organes ? Qu'attend-on pour concentrer l'expérience sur un ou deux centres ? À Lyon, la bataille fait rage pour empêcher le regroupement de deux unités de transplantation en une ! Les arguments les plus éculés sont utilisés alors que, à ce niveau, sécurité ne rime en rien avec proximité.

Et après la Covid ?

L'hôpital adressera-t-il aux cliniques les interventions chirurgicales déprogrammées à cause de la surcharge des réanimations due à la Covid ? La coopération entre ces établissements est difficile à concevoir pour les hospitaliers. Les soins se sont dégradés, ce qui oblige également à poser cette question : est-on mieux soigné, et plus économiquement, en clinique qu'à l'hôpital ?

Comme souvent, la vérité est entre les deux, et dépend ici des spécialités et de la densité de la population. La qualité ne se décrète en effet pas par le lieu, mais par la seule compétence des soignants, alliée à la fonctionnalité des matériels et à leur disponibilité. Il est évident que le système de santé est à bout de souffle, à force d'être mangé par une bureaucratisation inhérente à son gigantisme. On trouve encore des urgentistes pour expliquer qu'il vaut mieux soigner le mal par le mal : toujours plus d'hôpitaux gérés par l'État, avec toujours plus d'argent public déversé dans une énorme machine incontrôlable et incontrôlée. Cet aveuglement volontaire cache une terrible réalité. La culture de l'excuse, qui veut qu'un agent public ne soit jamais sanctionné quand il commet une faute. De façon paradoxale, il faut même que le service public soit inefficace pour justifier toujours plus d'impôts et toujours moins de liberté des citoyens par rapport à un État glouton.

« Quel besoin y a-t-il que le pont soit plus large que la rivière ? Le nécessaire est toujours la plus juste des concessions », écrivit William Shakespeare. L'hôpital applique cet adage à la lettre depuis la tarification à l'activité (T2A). Il travaille donc à flux tendu. Quand la marée est basse, cela entraîne des hospitalisations inutiles, mais cela ne lui permet pas de s'adapter quand ce flux devient un tsunami. Ce flux tendu hospitalier a eu une grave conséquence pour les soins des cliniques. On les a réquisitionnées et on leur a interdit de faire ce qu'elles faisaient le mieux : opérer les patients.

Certains hôpitaux ont préféré envoyer avec grand tapage les malades graves de la Covid, une fois intubés, en Bretagne et en Aquitaine par trains spéciaux, alors que des lits dans les cliniques pourtant réquisitionnées étaient vides… C'était d'autant plus dommageable que cela risquait de disséminer la maladie dans les zones encore indemnes. Dans un deuxième temps, les malades Covid ont afflué dans les cliniques, ce qui les a empêchées d'opérer nombre de patients qui auraient eu besoin d'une réanimation postopératoire… Quel échec de nos gestionnaires !

4.
Comment l'État a asphyxié les médecins libéraux ?

Si tu es prêt à sacrifier un peu de liberté pour te sentir en sécurité, tu ne mérites ni l'une ni l'autre.
Thomas Jefferson

On compte plus de 225 000 médecins en activité, ce qui représente 3,16 praticiens pour 1 000 habitants. Mais, avec un âge moyen de 55 ans, leur relève n'est pas assurée. Au cours des vingt prochaines années, le corps médical connaîtra, en effet, quatre évolutions majeures : la diminution des effectifs, son vieillissement, sa féminisation et la diminution de son temps disponible pour les soins. Les déserts vont donc mathématiquement progresser !

Nos jeunes médecins, hommes ou femmes, ont changé, comme le reste de la société. Ils veulent à juste titre dormir et bénéficier des mêmes congés et RTT que tout le monde. Le salariat leur convient pour pouvoir profiter des week-ends, des vacances, et ne pas travailler plus de 45 h par semaine ! Profiter de la famille et partager la vie des enfants fait partie de leurs priorités, d'autant plus que les récompenses qui distinguaient auparavant les meilleurs sont désormais rarement au rendez-vous.

Nos politiques n'ont plus de respect pour nos médecins, sauf peut-être quand il a été question d'encourager la population à les applaudir tous les jours à 20 h au début de la pandémie. Il n'en a pas été toujours ainsi. Dans le passé, les princes soutenaient leurs médecins. C'était aussi l'époque des grandes épidémies. La peur faisait que les puissants se reposaient sur la religion et sur leurs médecins[15]. Avec la Covid, la France imprévoyante va-t-elle se retourner contre ses médecins ? Les malades ne vont-ils pas les accuser de vouloir « se remplir les poches » ? Ce qui serait bien mal connaître la situation des honoraires en France et la façon dont l'État les a gelés, au point de créer des déserts où un malade ne rencontre plus aucun médecin libéral.

Priver d'argent comme on prive d'oxygène

Faire évoluer les modes de rémunération des médecins… pour moins les payer, telle est la philosophie. Les revenus des médecins français sont les plus faibles d'Europe. Notre budget santé est pourtant l'équivalent de celui de l'Allemagne, mais l'administration française en dévore 10 % de plus.

La situation des revenus

En France, la consultation de médecine générale est à 25 €, alors qu'elle coûte 47 € en moyenne dans les autres pays de l'OCDE. Au regard de l'inflation, si l'on compare ce tarif au prix de la baguette de pain, la perte de valeur est de 80 % en moins

15. En Europe, au milieu du XIVe siècle, la grande peste s'était répandue. Cette période de troubles sanitaires permit la construction de nombreux lieux de soins, les lazarets, pour isoler les contagieux, et les hôtels-Dieu.

de cinquante ans ! Olivier Véran a déjà indiqué que le tarif de consultation en cabinet (le C) ne serait pas revalorisé! Seront en revanche versées des primes Covid pour la traçabilité et la vaccination.

Les praticiens français ont un revenu annuel moyen de 131 000 $ (106 000 €). En parité de pouvoir d'achat, les généralistes français libéraux arrivent au onzième rang, loin derrière les Allemands qui occupent la première place avec un revenu annuel de 214 000 $, et loin aussi derrière les Anglais dont le revenu annuel est de 145 000 $.

Il en est de même pour les revenus des spécialistes salariés français, qui occupent le seizième rang en parité de pouvoir d'achat avec un revenu annuel de 100 000 $ (81 000 €). Les Luxembourgeois sont ici les premiers, avec un revenu annuel de 290 000 $, c'est-à-dire qu'ils gagnent presque le triple de leurs confrères français.

Les spécialistes libéraux français sont en meilleure situation, occupant le sixième rang mondial, avec un revenu annuel de 220 000 $ (177 000 €). Cependant, il est important de préciser qu'ils doivent attendre plusieurs années d'installation avant de d'atteindre ce montant de revenu et qu'ils ne sont pas certains de leur avenir.

Plusieurs pays européens de l'Est se trouvent moins bien lotis que la France, mais ils partent de très loin. La France lorgne sur certaines idées de pays de culture et de traditions différentes pour faire évoluer notre système de soins vers le salariat et la capitation, en particulier vers les modèles nordiques et anglais. C'est dans cette perspective que l'on peut relire la volonté des gouvernements successifs de geler la tarification des actes médicaux.

Le gel des honoraires

Pour mettre les médecins sous tutelle financière, l'État a multiplié les conventions, ce qui a généré une division entre les médecins généralistes et les spécialistes. Certes, au début, les conventions ont donné aux médecins une certaine sécurité, mais au prix de la perte de leur liberté. Ils ne peuvent maintenant plus fixer le montant de leurs honoraires.

En outre, ils doivent avoir conscience que les dépenses annuelles de santé étant incluses dans un budget global, l'État, parce qu'il ne s'attaque pas aux dépenses inutiles, amputera de plus en plus l'enveloppe de leur rémunération. Et les déficits vont renforcer le prétexte de l'État à s'immiscer dans la régulation de l'activité des professions de santé. La part des honoraires continuera ainsi d'être réduite, d'année en année, à la portion congrue.

Alors, voyons concrètement comment l'État s'y est pris. Dans un passé déjà lointain, le décret de 1966 et un arrêté ministériel ont fixé un plafond pour les tarifs. Cependant, les dépassements d'honoraires (DP) étaient autorisés en fonction de la situation de fortune de l'assuré, de ses exigences ou de la notoriété du praticien. Attention ! ces dépassements ne pouvaient donc être exercés qu'avec tact et mesure. Peu de mutuelles les remboursaient.

Puis est venue la création des secteurs tarifaires. Trois secteurs furent créés, qui seraient de plus en plus réglementés. En 1980, ceux qui acceptent de respecter les tarifs conventionnels voient, en échange, les caisses financer leurs assurances maladie et vieillesse (secteur 1) ; ceux qui, au contraire, choisissent de pratiquer des tarifs différents doivent financer eux-mêmes ces assurances (secteur 2). Les praticiens renommés bénéficient encore de leur côté d'un droit permanent à dépassement (DP), mais il ne s'agit que d'une minorité ayant une notoriété particulièrement forte. Les patients s'adressant à ces médecins « hors convention » (secteur 3) auront, eux, des remboursements symboliques.

En 1997, la rémunération par forfait apparaît en France, suivi par le contrat d'amélioration des pratiques individuelles (CAPI). Il instaure une ébauche de rémunération par capitation. Ensuite, la généralisation de ce mode de rémunération sous forme de la rémunération sur objectifs de santé publique (ROSP) apparaît dès 2011. Pour les médecins généralistes, c'est une nouvelle usine à gaz ! Ces forfaits ne tiennent pas compte de la qualité des soins, seulement des objectifs de santé publique.

L'erreur du reste à charge zéro

Il faut aussi comprendre que si l'on souhaite favoriser l'accès aux soins des plus défavorisés par un reste à charge zéro, cela nécessite de maintenir le blocage des honoraires puisque la Sécurité sociale est exsangue. Mais est-ce possible et même seulement souhaitable ? Les problèmes du renoncement aux soins et du reste à charge zéro ne sont pas liés ! Nous avons aujourd'hui la couverture du risque santé la plus large du monde, tout en étant de moins bonne qualité, comme le démontre la désertification.

La situation est particulièrement ubuesque dans trois domaines : pour les verres de lunettes, pour les prothèses ou implants dentaires et pour les appareils auditifs. Par ailleurs, les assurances complémentaires sont appelées à participer. L'enveloppe annuelle des cotisations de ces assurances complémentaires est de plus de 35 milliards… Mais elles ont 20 % de frais de gestion et de publicité. Cette enveloppe est, de manière générale, très mal utilisée puisque les trois quarts sont consacrés au remboursement systématique du ticket modérateur, alors qu'il s'agit d'une dépense prévisible et sans risque. Sur les 15 milliards d'euros annuels de frais d'optique, dentaires et de dépassements d'honoraires de l'ensemble des soignants, elles n'en remboursent que 7 milliards.

Alors le reste à charge zéro empêche-t-il vraiment les plus défavorisés de renoncer aux soins ? La question est mal posée. La France est le seul pays au monde à viser un reste à charge nul sur des soins courants. Or, cela n'a aucun fondement économique ou social, et c'est très coûteux. La vraie difficulté d'accès aux soins est dans les grandes villes, pour les urgences, et dans les déserts ! Rembourser à 100 % entraîne des dépenses inutiles, déresponsabilise les malades qui vont de plus en plus à l'hôpital où les soins coûtent en moyenne 40 % plus cher et même cinq fois plus s'agissant des urgences.

L'hôpital, fort de son pouvoir d'influence, obtenait jusqu'ici toujours plus de ressources alors que la médecine de proximité disparaissait progressivement. La part consacrée aux soins de proximité est passée chez nous de 27,2 % en 2000 à 22,7 % depuis 2015. C'est selon moi un non-sens. Il faudrait rapidement renverser cette tendance.

Ce que je ne cesse de vouloir démontrer ici, c'est que des économies sont possibles en réformant tout le système de soins. Dans cette perspective, il faut aussi désormais accepter que le ticket modérateur soit laissé partiellement ou totalement à la charge des patients. Les milliards ainsi économisés permettraient aux complémentaires d'assurer le risque véritable, et limiteraient les actes inutiles liés à la gratuité.

Mais bien loin d'en revenir à cette sagesse, l'État poursuit son entreprise idéologique de telle sorte qu'au lieu de lutter contre les soins inutiles, il préfère encore et toujours bloquer la tarification des médecins. Son alibi : plus de 25 % des actes médicaux ne seraient pas considérés comme pleinement justifiés ou seraient mal exécutés, tels les examens de laboratoire, les cures thermales et certains actes d'exploration ou interventionnels. Certes. Mais la responsabilité est partagée par la T2A qui rémunère l'hôpital à l'activité, ce qui entraîne des scanners de « débrouillage diagnostic », des prises de sang itératives pour justifier l'hospitalisation d'une semaine dans l'attente d'une intervention chirurgicale reportée, ou des réhospitalisations, notamment après une chirurgie ambulatoire. Les événements indésirables graves (EIG) font partie de ces dépenses évitables.

Où se trouvent donc les vraies difficultés d'accès aux soins ? Je le redis : dans les déserts en médecine libérale ! Les jeunes médecins, après des études longues et difficiles, jugent les conditions d'installation intenables. Seuls 10 % d'entre eux ouvrent un cabinet. La majorité fait des remplacements ou prend un poste salarié. Cette disparition progressive des soins de proximité touche maintenant les zones urbaines après les rurales. Et la télémédecine ou les maisons de santé ne peuvent régler ces difficultés qu'au cas par cas... par manque de médecins disponibles.

Le coûteux principe de précaution

En France, le principe de précaution a la particularité d'introduire l'obligation d'agir pour les autorités publiques, bien que le risque redouté ne puisse être démontré sur la base des données disponibles. La contradiction est flagrante entre l'affirmation de sa spécificité, solennisée en France par son inscription en 2005 dans la Constitution, et la sous-estimation constante des implications de cette spécificité par l'État. Les nanoparticules dans les vaccins, la 5G, les organismes génétiquement modifiés, les ondes des antennes de téléphonie mobile, la gestion des déchets nucléaires, les pesticides, les modificateurs hormonaux en sont quelques exemples. On en a vu la conséquence avec la Covid.

Ce principe de précaution paralyse les médecins et entraîne pour eux de plus en plus de dépenses pour pouvoir l'appliquer. Ce n'est pas toujours un progrès. De nombreuses découvertes n'auraient pas pu être faites si l'on avait appliqué à la lettre ce principe. Ce fut le cas pour les prothèses biliaires[16] et la chirurgie du colon[17].

Le principe de précaution peut être coûteux quand il impose un surcroît de protections inutiles. Tel fut le cas avec le double badigeonnage en chirurgie, avec un coût de 50 millions par an. Malgré cela il n'y a eu aucune diminution du nombre d'infections nosocomiales...

L'entrave aux urgences en ville

Les urgentistes sont aux urgences en situation de monopole, ce qui implique une surcharge ingérable et un dépassement de leur durée légale de travail. Mais, comme souvent dans les services dits publics, on semble raisonner à l'envers. Pour faire

16. Prothèses biliaires de Kron (1969-1972), prix Mondor.
17. Faire un anus artificiel est actuellement une précaution quasi légale car, en son absence, en cas de lâchage des sutures, la responsabilité du chirurgien pourrait être engagée.

face à une augmentation injustifiée de l'afflux aux urgences, on réclame plus de moyens ! Le comptable des établissements où les urgences se trouvent envahies se frotte les mains. Avec la T2A (rémunération à l'activité), c'est près de 250 € par urgence qui entre dans sa caisse au lieu de 25 € chez le généraliste. De là à penser que l'hôpital n'a pas intérêt à rediriger la masse de consultants non urgents vers leur médecin, il n'y a qu'un pas ! Ils ont atteint le chiffre effarant de près de 25 000 000 par an en 2019.

À ce coût, il faut ajouter la multiplication des examens et de scanners inutiles ou les fraudes de certains hôpitaux qui optimisent la nomenclature des actes : par exemple, en « transformant » une pneumonie virale banale en pneumonie à streptocoque, mieux honorée, en hospitalisant pour de simples pansements ou en ajoutant une facture de traitement au cobalt alors que l'établissement ne dispose même pas de l'appareil... Le décret pour payer un hôpital 60 € par patient pour le réorienter vers un médecin de ville était une insulte au bon sens, d'autant que le médecin devrait le prendre en charge au tarif opposable, c'est-à-dire à 25 €.

Des vétérinaires pour remplacer les médecins

Il n'y a pas que la question de la réduction de la tarification qui crée les déserts médicaux, il y a aussi l'inflation de la certification...

La formation médicale continue (FMC et DPC) et le contrat d'amélioration de la qualité et de l'efficience des soins (CAQES) ont déjà complexifié la situation avec les référentiels, l'accréditation, la certification et... la recertification. Avec de telles obligations les jeunes médecins ne voulaient plus s'installer.

Ensuite, une mission *ad hoc* préconisa une évaluation tous les six ans, pour tous les médecins. C'est oublier que l'expérience acquise au fil des années ne se quantifie pas ! C'est aussi reconnaître implicitement l'échec de l'Université à former les étudiants en médecine. Il faudrait plutôt recertifier certains conseillers incompétents et les quelque 30 000 médecins qui occupent à l'hôpital des postes restés vacants et qui n'ont même pas nos diplômes !

C'est alors qu'a surgi une extraordinaire proposition pour repeupler les déserts... En 2001, Françoise Tenenbaum, adjointe au maire de Dijon, vice-présidente du conseil régional de Bourgogne et docteur en géographie de la santé, a le plus sérieusement du monde proposer de « remplacer les médecins manquants par des vétérinaires dans les zones sous-médicalisées ». L'Union des chirurgiens de France a proposé d'expérimenter cette proposition sur la classe politique : si jamais quelques-uns de ses membres se cassaient la jambe, il faudrait les abattre, comme des chevaux.

Face à ces mesures, les soignants, pour se défendre, n'ont plus eu comme options que les manifestations et les grèves. À chaque alternance politique, ce fut le même combat, car de droite comme de gauche, c'était toujours la même idée fixe : diminuer les dépenses de santé tout en augmentant la couverture sociale. J'ai recensé une douzaine de grèves et de grandes manifestations ces quarante dernières années – le lecteur intéressé en trouvera la mémoire en annexe 2. C'est énorme de la part d'un secteur où le sens de la responsabilité et le respect du bien public sont érigés en éthique professionnelle et personnelle. Les médecins n'ont pas été entendus. À la place, ils ont reçu le mode d'emploi des politiques et des fonctionnaires pour laisser mourir la santé.

5.
Quel mode d'emploi pour laisser mourir la santé ?

L'État est incapable de lutter contre les dépenses inutiles car il ne le veut pas. Il préfère étatiser la santé.
L'Internat de Paris, 2019

Les politiques devraient avoir une compétence naturelle pour les questions de santé, mais il n'en est rien car ils sont sous l'influence des lobbies. Des économies massives pourraient être faites pour mieux rémunérer les soignants, mais l'État les fait au doigt mouillé pour ne pas être impopulaire. Rien que mettre fin à la gabegie de médicaments, par exemple, permettrait d'économiser 4 milliards par an. Des économies à la Sécu ? Y toucher serait un crime pour les syndicats ! Des économies dans les missions de l'assurance maladie sont pourtant possibles avec l'informatisation, mais le nombre de personnels, lui, ne diminue pas !

On rêve que nos gouvernants viennent avec un mode d'emploi pour sauver notre système, mais s'il en existe un, il contient hélas tous les principes qui, au contraire, le détruisent lentement, à force de vouloir conserver des objectifs idéologiques inconciliables.

Le guide des injonctions paradoxales

Je vais relever ici une série d'injonctions paradoxales qui, petit à petit, poussent notre système de santé moribond dans la tombe.

Ne luttons pas contre les fraudes !

Ne luttons pas contre les fraudes pour des raisons politiques... mais continuons de bloquer les honoraires ! La triste réalité est pourtant bel et bien que les fraudes augmentent de façon régulière. Bercy estime que les transporteurs sanitaires ont fraudé pour 19,5 millions d'euros, notamment *via* la facturation de transports non effectués. Les fournisseurs de produits de santé, pour leur part, seraient à l'origine de 11,5 millions d'euros de fraude chaque année. Les fraude des assurés eux-mêmes (falsifications d'ordonnances, transports inutiles en VSL...) sont difficiles à chiffrer. Les arrêts de travail abusifs ne sont pas chiffrables, ils représenteraient des montants astronomiques dans certaines administrations.

Ne luttons pas contre le trafic des cartes Vitale !

Ne luttons pas contre le trafic des cartes Vitale pour ne pas stigmatiser. Il existerait 1,8 millions de numéros de sécurité sociale attribués sur la base de faux documents. Le gouvernement assure vouloir lutter massivement contre la fraude, mais l'Assemblée nationale a voté contre la remise d'un rapport sur le sujet[18].

18. La commission des affaires sociales de l'Assemblée nationale a également rejeté, le 16 décembre 2020, une proposition de loi visant à instituer une carte Vitale biométrique, portée par le député LR du Bas-Rhin, Patrick Hetzel.

«Ces faux numéros occasionneraient une fraude évaluée à 14 milliards par an», selon la sénatrice Nathalie Goulet. En fait, ce serait bien davantage: 2,5 millions de «fantômes» bénéficieraient de 30 à 50 milliards de prestations sociales indues. «Ce sont les conclusions d'une investigation que nous avions faite à l'époque où j'étais au ministère du Budget en 2011, en charge de la coordination de la lutte contre la fraude aux finances publiques», a expliqué sur RMC le magistrat Charles Prats, spécialiste de la fraude fiscale et sociale. La sénatrice Nathalie Goulet, décidément courageuse sur ce sujet sensible, «déplore que l'État n'ait absolument pas la culture de l'évaluation» et indique ne pas comprendre cette volonté d'éluder la question. Charles Prats, dans son dernier livre, *Le Cartel des fraudes*, l'estime à 50 milliards[19].

Les gabegies dans les dépenses sont donc, on le voit, un poste considérable, mais les lobbies sont à l'œuvre pour que l'on n'y touche pas. Il en est ainsi de l'absentéisme à l'Éducation nationale et dans les hôpitaux, où il peut dépasser 10 %.

Ne luttons pas contre les lobbies!

Ne luttons pas contre les lobbies et les conflits d'intérêts... ils nous financent ! Le plus souvent, les pouvoirs publics cèdent à la pression des lobbies. On peut évidemment s'interroger sur la pertinence de telles exigences, en particulier pour des médicaments hors de prix comme les antiviraux peu efficaces, voire toxiques. C'est pourtant le rôle des autorités sanitaires de résister à des demandes quand elles sont infondées.

19. Charles Prats, *Le Cartel des fraudes: les révélations d'un magistrat français*, Paris, Ring, 2020.

Mais voilà, rien qu'en 2017, les laboratoires pharmaceutiques et les organismes qui les représentaient ont utilisé 8,4 millions d'euros pour tenter d'influencer les décideurs français pour favoriser leurs nouvelles molécules. On retrouve Sanofi (430 000 €), Bayer (400 000 €) et Gilead (300 000 €). Cela explique peut-être pourquoi certains laboratoires bénéficient des remboursements les plus importants et font les plus gros profits.... Par ailleurs, les dépenses de lobbying et de marketing sont forcément répercutées sur les prix demandés par les industriels pour commercialiser leurs innovations. Le laboratoire Gilead, avec ses antiviraux, a vu ainsi exploser le prix de ses actions en Bourse.

Je n'oublie pas, bien sûr, un exemple brûlant : le Plaquenil. L'hydroxychloroquine est habituellement utilisée pour prévenir le paludisme et vendue librement. En France, le Plaquenil était uniquement vendu en pharmacie « pour les maladies pour lesquelles il avait reçu une autorisation de mise sur le marché » (AMM), c'est-à-dire pour traiter les maladies rhumatoïdes comme le lupus et la polyarthrite rhumatoïde. Mais, comme chacun désormais le sait, il a été mis sur la liste des toxiques, et donc interdit d'être utilisé, comme le prônait le Pr Didier Raoult – j'y reviendrai dans le chapitre 9. Ce que l'on sait moins, c'est que l'Agence nationale de sécurité du médicament et des produits de santé (ANSM) se trouve structurellement dans une situation de conflit d'intérêts, puisqu'elle est subventionnée par les grands laboratoires.

Il y a un dernier point que je voudrais oser soulever concernant les lobbys : leur influence possible sur le sommet du pouvoir. En effet, les campagnes présidentielles nécessitent de gros budgets, mais les dépenses sont encadrées. Dès lors, pour être financé, la tentation est forte de s'appuyer sur des grands groupes comme des laboratoires pour rester dans les clous… Il faudra ensuite renvoyer l'ascenseur… Cela explique peut-être les erreurs et les conflits d'intérêts face à la pandémie…

Ne luttons pas contre la gabegie des médicaments !

Sur un budget annuel de plus de 20 milliards, on estime que lutter contre la gabegie des médicaments permettrait une économie de 20 %, soit 4 milliards, car certains sont particulièrement coûteux et peu efficaces. Ils peuvent revenir à des dizaines de milliers d'euros par an pour le traitement d'un seul patient, dans le cas du traitement de certains cancers, de maladies orphelines ou encore de l'hépatite C.

Un bon exemple est celui des statines, médicaments contre le cholestérol, absorbées par 3 à 5 millions de Français, qui coûtent 2 milliards d'euros par an alors qu'elles sont le plus souvent inutiles, voire dangereuses quand il ne s'agit pas de maladies cardiaques avérées, selon certains médecins. Dans la même veine, un milliard d'euros pourrait être récupéré en diminuant de façon drastique la prescription de psychotropes.

Avec la pandémie, le nombre de tests s'est multiplié car ils sont gratuits, mais onéreux pour la Sécurité sociale. Nombre de malades sans symptôme se font tester, ce qui est inutile et empêche les vrais malades d'y accéder.

Croyons à la baisse des prix grâce aux génériques !

On ne produit plus les médicaments en Europe. Déjà avant la pandémie, près de 25 % de nos compatriotes se plaignaient de ne pas avoir reçu à temps leurs traitements et d'avoir été obligés de les remplacer par un générique. Cela peut être dangereux, car tous ne sont pas substituables. Un rapport de l'Académie de Médecine, assez critique à l'égard des médicaments génériques, rappelle que le générique reste une « copie » du princeps et qu'il « n'est pas la copie conforme de la spécialité ». Il peut être mal dosé, être de mauvaise qualité ou avoir un excipient différent ! En revanche, il est bien vrai que les génériques sont dispensés du poids énorme de la recherche et du développement, et permettent ainsi un prix de vente bien moins cher, mais très rentable...

Les raisons sont économiques. Il s'agit en particulier de fabriquer les médicaments dans des pays où la main-d'œuvre est moins chère, comme l'Inde et la Chine. Ces coûts de production plus faibles ont provoqué la disparition de leur fabrication en Europe. Cette situation a entraîné des catastrophes pendant la pandémie, avec un manque cruel de curare et de produits d'anesthésie dans les hôpitaux, et pour les patients d'extraits thyroïdiens, de corticoïdes ou d'antihypertenseurs.

À cela s'ajoute le développement d'exportations parallèles liées au faible prix des médicaments en France, comparé à celui de ses voisins européens. Et plus grave, l'importation de « faux » médicaments...

La notion de « faux » médicament recoupe des situations diverses qui inondent le marché : médicaments contrefaits utilisés contre l'hypertension artérielle et le diabète, compléments alimentaires illicites, voire des vaccins imitations illégales de médicaments de marque, médicaments détériorés ou périmés, même de placebos. L'Organisation mondiale de la santé (OMS) estime qu'environ 50 % des médicaments vendus sur Internet sont des médicaments falsifiés, contrefaits ou non autorisés !

Ne tarifons pas les activités non programmées !

Ne payons pas les médecins pour assurer les urgences… Elles iront à l'hôpital, c'est gratuit ! Erreur lourde et coûteuse ! Une urgence hospitalière coûte de 200 à 250 €. Alors que l'hôpital est traversé par une crise sans précédent, les urgences privées ne sont pas en tension. Cependant, la gestion des urgences en médecine libérale, avec l'obligation de moyens, est devenue une mission impossible. Les établissements qui voulaient les assurer devaient répondre à des critères trop contraignants. L'afflux des urgences à l'hôpital en découle… De plus, les Français ignorent l'existence des services d'urgences privés, ou pensent à tort qu'ils sont plus chers.

Pourtant, les 121 services d'urgences privés de France (l'hôpital en compte 473) enregistrent environ 3 millions de passages par an sur un total de 25 millions. Ils offrent aux patients une prise en charge similaire à celle qu'ils pourraient trouver ailleurs, mais avec de meilleures conditions et sans reste à charge. Ces médecins urgentistes ont de surcroît l'interdiction de prendre des dépassements d'honoraires et ont l'obligation de pratiquer le tiers payant intégral, condition *sine qua non* à l'attribution d'une autorisation d'activité.

La pénurie des médecins, en particulier libéraux, est aussi catastrophique à ce niveau. La permanence des soins (PDS) est désormais en grand danger, alors que la loi française reconnaît la PDS comme une « mission de service public »[20]. Or, le *numerus clausus* et les normes ont déséquilibré ce système. Après l'heure de fermeture des cabinets médicaux, les patients affluent aux urgences. La suppression du *numerus clausus* dans la réforme

20. Art. L. 6314-1 du code de la Santé publique résultant de la loi HPST du 21 juillet 2009.

des études médicales n'est qu'une illusion, car les universités sont libres de fixer leur quota d'étudiants.

La canicule de 2003 a pourtant déjà été un tournant pour démontrer la faillite de ces réformes. On s'est rendu compte brutalement que l'on manquait de médecins ! La gestion controversée de cette canicule par le ministre Jean-François Mattei (elle provoqué 15 000 morts en France) a été l'un des faits marquants du mandat de Chirac.

Pour combattre les déserts, créons les officiers de santé !

Dans le passé, pour pallier l'insuffisance des effectifs de docteurs en médecine, la législation a inventé les « officiers de santé ». Ils étaient formés, après un examen départemental, dans des écoles spécialisées ou dans le cadre d'un apprentissage auprès d'un docteur. Pendant la Révolution française, les rapports entre les professions de santé et les pouvoirs publics ont été d'emblée placés sous le signe du conflit. Napoléon y a mis bon ordre, mais ce système est de retour avec les dernières lois de santé.

Les officiers de santé reviennent à nouveau avec la loi « Ma Santé 2022 ». Il s'agit d'« infirmiers en pratique avancée » et d'assistants médicaux. La profession d'infirmière connaît une grave pénurie, pourtant on allonge la durée de leurs études jusqu'au grade de Master pour leur déléguer des tâches médicales : soins, vaccination, surveillance des pathologies chroniques, voire pratiquer des interventions dites de petite chirurgie, comme en Grande-Bretagne avec les *practitioners*.

Les médecins doivent alors se consacrer à des pathologies plus lourdes, qui ne sont pas mieux rémunérées et qui prennent plus de temps ! C'est une grave erreur, digne du sapeur Camember. L'allongement des études des infirmiers entraînera une pénurie globale, comme la prolongation de l'internat de médecine générale a retardé d'autant l'installation des médecins.

6.
Pourquoi l'État entrave les progrès de la chirurgie ?

Les économistes sont des chirurgiens qui ont un excellent scalpel et un bistouri ébréché, opérant à merveille sur le mort et martyrisant le vif.
Chamfort

Les nouvelles technologies médicales sont onéreuses. Or, les industriels en France rechignent à l'investissement et Bercy veille, lui, aux budgets. Sur le terrain, beaucoup de chirurgiens hospitaliers sont sous-payés et ne veulent pas toujours se risquer à les utiliser faute de pratique. Les chercheurs, eux aussi sous-payés, partent.

C'est une constante historique. À la fin des années 1960, le développement des nouvelles technologies chirurgicales fut un combat de quelques compagnons, la plupart libéraux, aidés par des laboratoires qui y croyaient. Puis, peu à peu, la concurrence entre les laboratoires a fait baisser les coûts. Cela a entraîné pour la santé des économies grâce à leur fiabilité, ce qui a évité nombre de complications et d'hospitalisations. Cela a permis un développement rapide de la chirurgie ambulatoire.

Hélas, en France, alors que les médecins chercheurs ont été à la pointe de la révolution des technologies chirurgicales, l'État, plutôt que de soutenir ses chirurgiens, continue de les entraver ! La chirurgie est pourtant arrivée à un nouveau tournant, qu'il faudrait accompagner. C'est dans l'intérêt de l'État et des dépenses de santé. Mais bien loin de prendre ce virage, il multiplie les contraintes qui accroissent la pénurie de chirurgiens...

Technologie : le combat contre Bercy et les tutelles

La première révolution technologique fut la viscérosynthèse des années 1974. Elle a permis de faire des anastomoses digestives (c'est-à-dire des sutures) avec rapidité et fiabilité, évitant ainsi la grave complication des fistules. Leur coût a longtemps empêché leur développement à l'hôpital, freiné par le budget global, contrairement aux cliniques pour lesquelles ces matériels étaient remboursés.

Ces nouvelles techniques, une fois acquises en chirurgie libérale, nous ont été précieuses pour pratiquer la chirurgie cœlioscopique, dite « mini-invasive ». Celle-ci fut elle-même longtemps combattue pour les mêmes motifs par nombre d'hospitaliers. L'Université n'y croyait pas. Nombre de « grands patrons », en particulier, ne voulaient pas se remettre en question et « retourner à l'école ». Cela rappelle tristement la lutte au Moyen Âge des chirurgiens barbiers contre l'Université pour faire reconnaître la chirurgie[21].

21. Les conflits entre les médecins de l'Université et les chirurgiens ont commencé dès le Moyen Âge. Les « mires, chirurgiens jurés » ou de « robe longue », étaient alors en concurrence avec les « barbiers » qui usurpaient le titre de chirurgien. Ces derniers étaient considérés comme des manuels, avec un métier nécessitant peu d'instruction. Les médecins, au contraire, étaient

Cette nouvelle révolution technologique a longtemps été freinée. D'une part, elle était considérée par ceux qui ne la pratiquaient pas comme utopique et dangereuse et, d'autre part, les économistes la considéraient comme trop coûteuse. Et pourtant… Le vocable *French Revolution* est l'hommage que nous rendirent les Anglo-Saxons à propos de cette technique totalement innovante. Cette métaphore élogieuse illustre parfaitement l'impact mondial de cette technique, tant critiquée à l'époque en France par nombre de chirurgiens hospitaliers, et difficile à mettre au point à ses débuts, faute de connaissances et de matériels adaptés. Il a en effet fallu tout inventer !

En 1968 déjà, les Dr Philippe Mouret, Yves Rochet et Michel Cognat furent ses promoteurs avec quelques autres, parmi lesquels les Dr Bruhat et Mannes. L'endoscopie en vision directe était encore un frein, mais tout a changé avec l'apparition des caméras vidéo miniaturisées adaptables sur l'optique, et avec la mise au point des matériels et des techniques de suture. Après avoir regardé et biopsié (prélevé), on allait pouvoir opérer. En mars 1972, Philippe Mouret réalisa la première intervention

considérés comme instruits, possédant une culture livresque après des études en école de médecine. Cependant, les rois honoraient leurs chirurgiens barbiers. La bienveillance royale de Louis XIV fut, par exemple, suscitée par les succès des interventions exécutées sur sa personne par son premier chirurgien, Charles-François Félix de Tassy. Il l'opéra d'une fistule anale et d'un anthrax de la nuque. C'est sous le règne de Louis XV que seront réellement reconnus les mérites de la chirurgie avec la fondation de l'Académie Royale de Chirurgie (1731). Elle sera dissoute à la Révolution, avant de renaître en 1843. Ce sera la future Académie Nationale de Chirurgie (ANC), qui retournera bientôt à Saint-Côme, le lieu d'origine de la confrérie. Pour une histoire plus détaillée, nous nous permettons de renvoyer à notre ouvrage, *Chirurgie : chronique d'une mort programmée*, Paris, L'Harmattan, 2015.

sur un adolescent qui souffrait d'une occlusion intestinale. Il sectionna la bride qui sténosait l'intestin et tout rentra dans l'ordre. Il fut traité de fou! En 1983, il réussit la première appendicectomie sous cœlioscopie, puis en 1987, ce fut une première mondiale avec l'ablation de la vésicule biliaire. En 1990, Philippe Mouret décida de monter un centre de chirurgie ambulatoire, mais, en avance sur son temps, il n'obtint pas l'agrément de la Sécurité sociale. Il dut s'exiler en Italie et alla ensuite diffuser sa technique en Inde et au Vietnam...

De mon côté, j'ai rencontré Philippe Mouret à Valence, en 1989, invité par mon ami Edmond Estour lors d'un symposium sur les hernies. Mon expérience sur les prothèses herniaires (prothèses de Kron) intéressa les participants. Ces prothèses étaient en effet parfaitement adaptées pour cette technique. Le compagnonnage permit donc à un petit nombre de chirurgiens libéraux, dont je suis fier d'avoir fait partie, d'oser l'adopter. Il y avait en effet à cette époque, de la part des chirurgiens hospitaliers, une véritable levée de boucliers, d'autant que cette technique n'était pas sans risques. En outre, la nécessité de se déplacer pour «voir faire» avant de «savoir faire» découragea beaucoup de chirurgiens pourtant très expérimentés en chirurgie viscérale ouverte[22]. Puis, peu à peu, certains praticiens hospitaliers, en particulier à Bordeaux, Clermont-Ferrand, Lyon et Strasbourg, se sont lancés et ont adopté également la technique. Ensuite, cette technique fut adoptée en Europe et

---

22. Pourquoi reprendre par le début ce que nous faisions en sécurité et en moins de temps? Il m'a fallu attendre d'avoir pratiqué une trentaine de cholécystectomies pour que le temps opératoire devienne inférieur à celui de la chirurgie ouverte. Mais, convaincu de l'intérêt de cette «nouvelle chirurgie», je suis entré peu après au conseil scientifique de la revue *Le Journal européen de Cœlio-chirurgie*, qui témoignait déjà de la diffusion internationale de cette nouvelle technique.

franchit l'Atlantique. Actuellement, presque toutes les interventions abdominales, urologiques ou gynécologiques peuvent se faire avec cette technique et le plus souvent en « ambulatoire », c'est-à-dire avec un retour au domicile le jour même.

Le risque iatrogène (c'est-à-dire de complications)

La chirurgie vidéo-assistée endoscopique souffre cependant des conséquences de la surmédiatisation. Les succès sont parfois exagérés et ne permettent pas toujours une évaluation rigoureuse. Nos hôpitaux, faute de moyens financiers, ne pouvaient pas créer des écoles de formation tout en continuant à apprendre aux jeunes internes la chirurgie classique, avec les sutures manuelles avec des fils. L'État et ses universités tarderont donc à créer ces écoles de formation, qui sont insuffisantes faute de volonté et de moyens.

Le plus délicat était d'apprendre à faire des sutures et des nœuds avec des instruments qui, au début, n'étaient pas au point. À côté de ces progrès, des drames défraient parfois la chronique car des chirurgiens, trop vite formés et peu expérimentés, sont parfois responsables de catastrophes. En cas de problèmes ou de difficultés survenant lors d'une intervention, le chirurgien doit savoir y faire face, ce qu'actuellement les trop jeunes chirurgiens ne savent pas toujours, par manque de pratique.

Le nombre de plaies des voies biliaires a augmenté avant que la technique soit maîtrisée. Pour la chirurgie viscérale pédiatrique, la blessure de gros vaisseaux abdominaux lors de l'introduction des trocarts s'est parfois avérée irréparable. Ces plaies vasculaires sont des drames. Il était donc indispensable et urgent de mettre en place une formation technique et des sites d'entraînement en laboratoire pour les jeunes chirurgiens en apprentissage dans tous les CHU. De plus, il faut dominer cette technique avant de passer à la chirurgie robotisée qui est en plein essor.

Chirurgie robotisée et assistance par ordinateur

Le robot est «un assistant» qui permet au chirurgien d'opérer «dans son fauteuil». Il permet le contrôle automatique de l'extrémité de l'endoscope pour le synchroniser avec les mouvements respiratoires du patient, et évite le tremblement. En chirurgie cardiaque, cela permet d'opérer sans que le cœur soit arrêté[23]. Les robots chirurgicaux ne font qu'assister aujourd'hui, mais ils reproduiront bientôt les gestes historiques du chirurgien: couper et ligaturer grâce à des programmes informatisés[24].

Une fois encore, les médecins français sont à la pointe. Le summum de ces techniques est en effet atteint avec la chirurgie endoscopique mini-invasive transluminale développée depuis 2004 par l'Institut de recherche contre les cancers de l'appareil digestif (IRCAD), à Strasbourg, par Jacques Marescaux et son équipe. Elle l'amène à réaliser en 2001 la première opération

23. En mai 1998, le robot chirurgical Da Vinci a permis d'exécuter le premier pontage coronarien en Allemagne. Il est devenu la référence mondiale.

24. À quand des robots programmables? Le phantasme du robot qui opère tout seul rentre dans le champ du possible, mais dans un avenir sans doute lointain. Ce développement technologique se heurte également aux difficultés de l'apprentissage du robot, qui est longue. La courbe d'apprentissage est cependant moins importante pour les chirurgiens qui disposent d'une très bonne pratique de la cœliochirurgie. La chirurgie robotique est peut-être efficace, mais elle n'est pas efficiente. Au-delà de l'investissement significatif, le surcoût d'une opération robotisée peut rapidement se chiffrer à plusieurs milliers d'euros compte tenu des frais de maintenance spécifique et des consommables dédiés utilisables seulement une dizaine de fois.

de téléchirurgie mini-invasive au monde grâce à la 5G. Installé devant ses écrans à New York, il pratique l'ablation d'une vésicule biliaire sur une patiente endormie au CHU de Strasbourg. En 2007, autre première de taille, l'opération sans cicatrice. Il extrait la vésicule biliaire d'une patiente grâce à une légère incision au fond du vagin. « On s'y est entraînés pendant trois ans, en pratiquant 6 000 interventions sur des animaux endormis au bloc opératoire de l'IRCAD. »

Le coût prohibitif de cette technologie est néanmoins un frein. Les temps de maintenance sont également coûteux, ce qui en limite les possibilités : plus de 2 000 € par intervention et 100 000 € par an pour la maintenance ! On le comprend, la stratégie d'investissement au sein d'un hôpital ou d'une clinique dans les robots nécessite donc une véritable réflexion en amont de toutes les parties prenantes et un accord total entre les équipes médicales et les directions.

Le système français sera-t-il à nouveau en retard, alors que ses médecins excellent ? Le surcoût de la robotique est aussi la conséquence de la position de monopole détenue par la société américaine Intuitive Surgical[25]. L'émergence de nouveaux fabricants sur des projets miniaturisés favorisera la dissémination et déverrouillera le marché. Même si la prudence doit l'emporter, notamment du fait de l'absence d'un recul suffisant, il est évident que la robotique est l'avenir de la chirurgie. La France devrait y investir massivement. Ces robots vont modifier l'essence même de l'acte chirurgical, à savoir « la pratique médicale par l'habilité de l'usage des mains ». Le développement de la chirurgie ambulatoire en dépend.

25. Le fabricant du Da Vinci.

Réparer l'homme : un combat contre la bioéthique ?

Une autre avancée fantastique, à la fois technologique et scientifique, est la réparation de l'homme et de ses chromosomes, voire l'augmentation de ses capacités. « La vie est courte, hélas ! écrivit Samuel Johnson. Le nuage dont nous sommes enveloppés va bientôt s'évanouir, et les bulles flottantes sur le ruisseau de la vie vont se perdre pour jamais dans le gouffre de l'éternité. » Mais l'homme éternel est-il sur le point de voir le jour ? Les progrès de la médecine et de la génétique sont en effet tels que la création de surhommes est devenue un rêve accessible. L'homme peut, par exemple, être augmenté au moyen d'un exosquelette et d'une caméra de vision. Ce concept pourrait aboutir à une vie de cyborg : prothèses d'avant-bras ou de mains et cœur artificiel Carmat. Pour la science et les militaires, c'est en marche. On est maintenant allé beaucoup plus loin avec les travaux sur l'embryon et la cellule. On parle même d'arriver à la vie éternelle avec le transhumanisme…

Mais, en France, jusqu'où pourra-t-on aller avec la loi de bioéthique ? Pour des raisons morales et éthiques, elle est souvent plus restrictive que chez nos voisins. Mais est-ce que tout sera permis quand on voudra toucher aux fondements de l'humanité et à son génome ? Certains pays ne se posent pas la question, aussi le retard pris par les pays trop frileux ne se rattrapera pas. Le gouvernement s'efforce d'y réfléchir, mais sera toujours en retard d'une bataille. Alors les extraordinaires progrès scientifiques permettant de « réparer l'homme » sont-ils freinés par les lois et les tutelles ?

Le remplacement des organes par la greffe

Après la chirurgie à cœur ouvert, l'épopée des greffes a été l'enjeu des années 1950. Mise à part la greffe entre jumeaux, le problème de la compatibilité immunologique et tissulaire en a longtemps limité la pratique et la diffusion. Or, on pourra bientôt « fabriquer » des organes entiers compatibles pour les greffer. On a d'ailleurs déjà greffé tous les organes : reins, foie, cœur, poumons et bloc cœur-poumons, loin devant le pancréas, les intestins et, plus récemment, des membres et la face. En Suède, en 2014, la greffe d'utérus est venue pour la première fois au secours d'une femme qui en était privée. Après cette première, plusieurs autres patientes ont pu mener à bien leur grossesse[26].

La cause principale qui limite actuellement les transplantations est, avant tout, le manque d'organes disponibles, faute de donneurs. Des rapts et les trafics en tout genre sont apparus avec cette pénurie ! La cause est la diminution du nombre de décès par accidents vasculaires cérébraux et routiers. Cette baisse va s'accentuer avec les voitures autonomes, ce qui entraînera une baisse spectaculaire des accidents de la route.

La législation a donc évolué. Trois principes inscrits dans la loi régissent le don d'organe : le consentement présumé (chacun est un donneur potentiel, sauf s'il a exprimé son refus de son vivant), la gratuité du don, son anonymat (sauf pour les dons entre vivants, qui ne peuvent avoir lieu qu'entre proches). Depuis janvier 2017, il suffit de s'inscrire par Internet sur le registre national des refus alors que, auparavant, l'opposition se faisait uniquement par voie postale. L'épidémie de Covid s'est ajoutée à ces difficultés lors du plan blanc, faisant annuler des centaines de greffes en France et perdre autant de reins à

26. Pour éviter le rejet, une hystérectomie secondaire est recommandée.

prélever. Le don croisé entre deux familles est devenu possible en cas d'incompatibilité du donneur et du receveur au sein d'une même famille.

Reconstituer des organes avec les cellules souches

En 2012, le chercheur japonais Shinya Yamanaka reçut le prix Nobel de médecine pour ses travaux révolutionnaires sur les «cellules souches pluripotentes induites» (IPS). Elles sont obtenues par modification génétique de cellules de peau à partir desquelles il est possible de produire tout type cellulaire. Elles peuvent être utilisées pour la reconstruction de tissus.

La fabrication additive, souvent appelée impression 3D, permet d'imprimer en 3D des tissus humains et des organes. Les chercheurs de l'AECS (université de Wollongong) ont conçu un crayon, le BioPen, capable d'imprimer des cellules souches (nerveuses, musculaires, osseuses) sur des zones lésées.

C'est donc devenu un moyen prometteur pour reconstituer des tissus à partir de la culture de cellules. On pourra réparer le corps en imprimant des assemblages moléculaires pour construire des structures complexes qui seront disposées comme des briques avec des paramètres contrôlés par ordinateur. Les scientifiques ont créé une encre spéciale qui reproduit les environnements natifs dans lesquels les cellules et les molécules se comporteraient naturellement. De cette façon, elles peuvent se comporter comme elles le feraient dans l'environnement biologique du corps humain[27]. Mais un organe entier,

27. L'équipe de Jennifer Lewis, de l'université d'Harvard, est ainsi parvenue à imprimer un tissu formé de trois types cellulaires différents avec un réseau de vaisseaux sanguins qui alimentent les cellules en oxygène et nutriments, et évacuent leurs déchets. La société californienne Organovo a également réussi à imprimer une grande variété de tissus humains : du foie, du poumon, de l'os,

est-ce pour demain selon cette technique ? C'est très complexe ! Le premier cœur miniature et le premier rein à partir de cellules souches ont été réalisés en Israël. « La greffe d'une tête entière avec le cerveau est même à l'étude... »

L'homme augmenté et le transhumanisme

« La vie est un pur phénomène du hasard, dit Gao Xingjian. On peut calculer le nombre de possibilités existant dans l'ordre des chromosomes, mais qui peut prévoir les chances qui s'offrent à un nouveau-né ? » C'est vrai, mais sur le strict plan médical, l'homme augmenté en « réparant » ses chromosomes est en cours de réalisation. Va-t-on vers de nouveaux progrès ou vers de nouveaux conflits et un scénario catastrophe ?

Les thérapies géniques permettront de prévenir nombre de pathologies, voire le vieillissement ! Les nanotechnologies et les thérapies géniques nous annoncent des progrès fantastiques. Des nanorobots viendront apporter au niveau de la cellule des traitements contre le cancer ou des protéines pour pallier les déficiences des gènes. Avec ces progrès, le rêve fou de la vie éternelle semble à notre portée. Verra-t-on un jour apparaître des surhommes grâce à ces techniques, ce que prônent Ray Kurzweil et les mouvements transhumanistes très actifs aux États-Unis ?

---

des vaisseaux sanguins, du cœur et de la peau. En orthopédie, la technologie permet de créer un matériau semblable à un os, ou encore des prothèses et des implants (hanches artificielles, appareils dentaires et auditifs adaptés à la morphologie). Avant une opération, un chirurgien peut imprimer en 3D une réplique de l'organe à opérer afin de savoir exactement à quoi s'attendre. Cela lui permet de gagner en temps, en rigueur et efficacité. Quant à la peau, il s'agit d'abord de greffer les grands brûlés. Du tissu pancréatique pour sécréter de l'insuline et guérir le diabète est aussi en cours d'étude.

Le remplacement d'un gène défectueux permettra la réparation des anomalies génétiques grâce au ciseau génétique moléculaire, le CRISPR/Cas9. C'est une protéine, l'endonucléase, qui permet de découper le brin d'ADN à l'endroit exact du gène défectueux. Un gène de remplacement est « véhiculé » par un nanorobot qui est un virus désactivé[28]. Cette découverte ouvre des horizons fantastiques, mais le risque est de se tromper de cible ! L'une des deux codécouvreuses de CRISPR/Cas9 est la française Emmanuelle Charpentier, sa collègue Jennifer Doudna travaillant aux États-Unis. Mais... notre brillante compatriote n'a pas obtenu de financement en France et s'est donc exilée en Allemagne... Elles viennent d'obtenir pour cette découverte le prix Nobel de chimie[29].

En Chine, un malade atteint d'un cancer du poumon incurable a bénéficié en 2016 de la technique, on ignore s'il vit toujours. D'autres sont en cours de traitement. Les avancées chinoises ne sont pas aussi popularisées que les travaux occidentaux. Pourtant, c'est bien de Chine que pourraient venir les

28. Un nouveau code génétique a déjà pu être introduit, *via* un plasmide (ADN circulaire extracellulaire) dans une culture de cellules. En thérapeutique, le champ des applications serait très vaste ; l'utilisation de ces petites protéines permettrait de mettre au point des médicaments antiviraux ou anticancers. Des nanorobots, qui sont des enzymes véhiculés par des virus désactivés, viendront apporter dans les cellules cancéreuses une chimiothérapie et inhiber leur développement, ou une protéine manquante pour pallier les déficiences des gènes.

29. Les premières applications médicales sont en cours pour combattre la bêta-thalassémie, maladie de l'hémoglobine qui empêche le transport normal de l'oxygène dans le corps. Cette maladie touche chaque année 100 000 enfants qui naissent avec la forme grave de la maladie. Les chercheurs vont prendre des cellules sanguines des patients, les cultiver en laboratoire et les corriger avec le ciseau génétique. D'autres essais sont réalisés aux États-Unis sur le lymphome, la drépanocytose et la mucoviscidose.

plus grands progrès, car la législation et les règles éthiques y sont moins strictes qu'en Occident[30].

Cela permet de faire des essais également sur les embryons. Or, si l'on peut modifier des embryons, ne va-t-on pas vers un «bébé CRISPR»? Avec tous les risques d'eugénisme que cela comporte! S'il est possible de corriger l'embryon, issu de parents porteurs d'une anomalie génétique, qui pourra empêcher au passage la modification d'autres gènes à convenance? C'est une question majeure pour les lois de bioéthique occidentales, qui les interdisent actuellement. Le lecteur intéressé par ce sujet peut se reporter à l'annexe 3, où j'explique la situation actuelle de la recherche dans les domaines du transhumanisme, des thérapies géniques, du clonage ou encore de la PMA et de la GPA, en regard des questions éthiques que ces nouvelles techniques soulèvent, singulièrement l'eugénisme.

Chirurgie ambulatoire : le combat pour le financement

Si l'on revient de cette chirurgie du futur vers ce que nous maîtrisons parfaitement, c'est-à-dire les techniques

30. Le risque majeur de l'édition génomique en thérapie est celui d'avoir des effets indésirables. Dans le cas de l'édition génomique, il existe en particulier un risque de créer des mutations hors cible, c'est-à-dire en dehors de la zone initialement visée. D'autres difficultés ont été identifiées telles que le mosaïsme : au cours d'une expérience, toutes les cellules faisant l'objet d'une tentative d'édition génomique n'ont pas été génétiquement modifiées de façon strictement identiques. L'absence de recul ne permet pas de statuer sur la sécurité à long terme d'une modification génétique provoquée dans une cellule. L'aboutissement ultime d'une telle voie de recherche pourrait être la modification de l'ADN humain, illustration qu'il n'existe aucune limite à la manipulation du vivant et aux possibilités de l'eugénisme. Même la loi ne pourra pas empêcher des études qui se feraient alors dans des laboratoires secrets…

mini-invasives que j'ai présentées plus haut, la chirurgie ambulatoire devrait déjà être en plein essor. Hélas, selon la Cour des comptes, « cette pratique connaît en France un retard important » et « son potentiel d'économies n'est pas exploité ». La chirurgie ambulatoire, *via* l'hospitalisation à domicile ou dans un hôtel informatisé à proximité, permettrait en effet avec le raccourcissement des séjours en établissement de dégager des milliards d'euros d'économie et des lits disponibles pour les urgences. Or, actuellement, l'assurance maladie paie deux fois : des lits d'hospitalisation remplis seulement aux deux tiers, et des places en ambulatoire utilisées deux fois moins qu'à l'étranger pour des actes facturés au même tarif qu'en hospitalisation, alors qu'elle est beaucoup moins coûteuse.

Pour développer la chirurgie ambulatoire, il faudrait, comme l'explique l'Institut de recherche et documentation en économie de la santé (IRDES), informer les patients et les convaincre de l'efficacité de cette pratique. La formation des praticiens et de l'équipe opératoire pose un deuxième problème, car nombre de chirurgiens hospitaliers sont en formation, ce qui allonge la durée des interventions et leur sécurité. Le taux de chirurgie ambulatoire risque de plafonner à 55 % des actes au lieu des 70 % possibles, si la formation des équipes n'évolue pas. Enfin, le partage des responsabilités entre le médecin traitant et l'équipe chirurgicale est loin d'être résolue en France avec la pénurie de médecins de ville. Le projet de loi sur la santé concocté par Marisol Touraine avait pris à contre-pied ces recommandations, à la grande colère des médecins libéraux et des hôpitaux privés. La nouvelle loi « Ma Santé 2022 » va malheureusement dans le même sens. Ces textes souhaitent imposer un modèle d'étatisation hospitalo-centré, en démantelant au passage la convention médicale pour encadrer les médecins libéraux dans un système rigide. Ce n'est pas en renforçant la mainmise de l'État sur le secteur de la santé ni en laissant au privé une place de laissé-pour-compte que l'on va améliorer l'efficience du système.

Formation : les faiblesses de l'ultra-spécialisation

Formation générale ou ultra-spécialisation ? En cours d'intervention un geste maladroit est toujours possible. En cas de blessures vasculaires, de la vessie ou d'un uretère, le chirurgien opérateur risque d'être mis en responsabilité s'il n'appelle pas un autre collègue de la spécialité concernée. Résultat de la politique de précaution à outrance : il n'y aura bientôt plus de chirurgiens généralistes capables d'assurer les urgences, uniquement des spécialistes exclusifs.

Ainsi, pour assurer les gardes dans nos hôpitaux, il faudra dix chirurgiens pour couvrir l'ensemble des spécialités. Ce sera mission impossible avec la crise actuelle. Le fait qu'un d'entre eux ne soit pas disponible, car occupé à une autre intervention, n'a pas effleuré le législateur. De même pour les urgences, celles-ci ne sont plus gérées par des chirurgiens généralistes ou des internes bien aguerris, mais par les urgentistes. Comme le dit Frédéric Bizard : « C'est un formidable exemple d'autisme étatique. »

« Gosplan à la soviet », l'administration trop pesante a asphyxié l'hôpital public sous les procédures et le dirigisme technocratique. Elle étouffe maintenant les médecins libéraux qui croulent sous les normes et les obligations avec la Covid. S'attaquer à la simplification administrative est donc prioritaire.

Malheureusement, le développement de l'ambulatoire a une autre conséquence désastreuse : la fermeture de trop de lits ; l'hôpital fonctionne de plus en plus à flux tendu. Il se trouve ainsi dans l'incapacité à faire face aux événements imprévus comme la pandémie de Covid, tout en continuant les autres soins. De plus, avec l'ultra-spécialisation des chirurgiens et la mort de l'internat, la prise en charge des urgences est devenue la quadrature du cercle.

Cette ultra-spécialisation s'est imposée petit à petit pour plus de sécurité au prétexte qu'« on ne fait bien que ce que l'on fait souvent ». Il est malheureux que les « penseurs » politiques n'aient pas non plus anticipé que, avec la multiplication des spécialités, la prise en charge des urgences chirurgicales pose de plus en plus de difficultés.

L'Université aux mains des fondamentalistes n'a pas compris que la chirurgie est la juxtaposition de gestes précis et répétitifs. Apprendre l'anatomie et à disséquer est son tronc commun. C'est très lourd à dominer avec le retard de formation liée aux réformes successives qui ont détruit l'élitisme que permettaient les concours. On se formait bien, vite et plus tôt avec, en cas de succès aux concours, l'accès aux responsabilités en moyenne quatre à cinq ans plus tôt par rapport aux générations actuelles.

La pénurie de chirurgiens

Ces imprévoyances sont d'autant plus regrettables que nous sommes à présent confrontés à une pénurie. Le nombre de chirurgiens est en effet en baisse, en particulier pour la chirurgie viscérale. La proportion de chirurgiens viscéraux est passée de 10 % en 1984 à moins de 4 % en 2007.

L'illusion des normes et quotas

Je viens de le dire, les études sont de plus en plus longues, l'élitisme moins reconnu et nombre de jeunes préfèrent choisir des métiers avec moins de contraintes et sans gardes. Les gestes opérés lors des interventions exigent une immense minutie, une habileté manuelle, un sang-froid et une résistance physique et nerveuse hors du commun. Les nuits sans sommeil dissuadent les jeunes.

Or, les normes et les quotas sont de nouvelles contraintes pour les spécialités lourdes. Un chirurgien viscéral, par exemple, pratique beaucoup d'interventions du cancer : thyroïde, sein, utérus, ovaires et tube digestif. Il faut maintenant un agrément basé sur la règle des quotas pour avoir le droit de les opérer. Il vaut pourtant mieux être opéré par un chirurgien d'expérience en clinique que par un débutant dans un centre.

L'Institut national du cancer (INCA) avait institué la règle des quotas, mais elle était peu respectée. Olivier Véran, rapporteur général du projet de loi de financement de la Sécurité sociale, a déposé un amendement pour fixer des seuils minimums d'activité. Ainsi, il faut au moins 30 interventions par an pour la chirurgie des cancers du sein, digestifs, urologiques et thoraciques, et au moins 20 interventions annuelles pour les cancers gynécologiques, oto-rhino-laryngologiques et maxillo-faciaux. L'amendement, soutenu par le ministère de la Santé, proposait même de sanctionner les services ou les établissements non agréés en les obligeant à rembourser à l'assurance maladie les sommes perçues.

Une mortalité multipliée par deux ?

L'assurance maladie a tenté de démontrer que le taux de mortalité au bout d'un an serait deux fois plus élevé quand l'opération est réalisée par une équipe non agréée. C'est d'ailleurs pour garantir une qualité minimale des soins que l'INCA a milité pour l'instauration de planchers dès 2009. Mais je m'inscris en faux contre cette étude bidonnée, destinée à empêcher les chirurgiens libéraux d'opérer. À titre d'exemple personnel, sur 1 200 colons opérés en plus de trente ans, les deux tiers étaient des tumeurs inflammatoires non cancéreuses. La chirurgie des tumeurs inflammatoires, les sigmoïdites, est souvent plus difficile. De plus, avant l'intervention, ces tumeurs ne peuvent pas toujours être différentiées d'un cancer. Il vaut mieux alors être opéré par un chirurgien viscéral chevronné que par un débutant dans un centre agréé, car c'est une chirurgie délicate. Les quotas nous en empêchent.

Le risque de fistule est un danger majeur. Mon taux de morbidité pour une telle pathologie était très faible, 1 % alors qu'elle peut atteindre 5 à 10 % dans certains centres agréés. À l'heure actuelle, je ne pourrais plus le faire, au détriment des malades. De plus, ils n'avaient pas l'infirmité d'un anus artificiel dans ma série, car je faisais presque toujours un rétablissement sans anus de protection, grâce à l'usage des sutures automatiques, très fiables !

Les chirurgiennes arrivent !

Dans le sombre tableau de la pénurie de chirurgiens, il y a un espoir lumineux : les chirurgiennes arrivent ! La femme est l'avenir de l'homme... Non, c'est l'avenir tout court !

La féminisation du corps médical est, de manière générale, un phénomène qui s'accentue. 36 % des médecins en exercice en 2001 étaient des femmes. Mais si l'on considère les classes d'âge, chez les médecins de moins de 35 ans, la proportion de femmes est de 56 %. Et si l'on retient le critère de l'activité, en 2020, près de 50 % des médecins en exercice sont d'ores et déjà des femmes. Toutefois, la féminisation est moins forte en médecine libérale (29 %) qu'en exercice salarié (40 % en milieu hospitalier et 66 % en exercice salarié non hospitalier).

Et en chirurgie ? En France, les effectifs des femmes dépassent 60 % en faculté de médecine, mais elles restent encore sous-représentées dans les professions chirurgicales avec 22 %, toutes spécialités confondues. Mais la féminisation de la chirurgie, comme le reste de la médecine, s'accélère, et c'est un vrai bonheur car nos collègues sont très performantes. Elles s'adaptent parfaitement à l'hyperspécialisation. « Le chirurgien doit avoir un œil d'aigle, un cœur de lion, et une main de femme… »

Cette féminisation n'est qu'un juste retour des choses[31]. La nature a horreur du vide, aussi avec la désaffection dans les

31. L'histoire des femmes en chirurgie est, en réalité, longue. Elle remonte à 3500 ans avant J.-C., dans des pays comme l'Égypte, l'Italie ou la Grèce. À la période hippocratique, elles sont les maîtresses de l'obstétrique, et une partie de ces connaissances chirurgicales sera importée de Grèce à Rome. De nouvelles techniques sont mises au point comme les premières césariennes mais pratiquées *post mortem*. Métrodora, qu'on peut qualifier de gynécologue, écrivit un ouvrage traitant de toutes les maladies de l'utérus. À cette époque, les femmes médecins n'étaient nullement pourchassées au nom de la religion. Tout changea au Moyen Âge quand la femme fut exclue de par la loi de la médecine, alors que l'école de Salerne était alors accessible aux deux sexes… Au XIXe siècle, la médecine monastique cède le pas aux universités, mais les femmes restent exclues. Elles devront regagner progressivement leurs droits. Pour notre période contemporaine, Francine Leca a été la première femme à devenir chirurgien cardiaque en France, et cheffe des services de chirurgie cardiaque des hôpitaux Laennec, puis Necker (Paris) jusqu'en 2003. Le Pr Claire Nihoul-Fékété, qui fut chirurgien des hôpitaux, cheffe du service de chirurgie pédiatrique vis-

spécialités chirurgicales lourdes, il est évident que des chirurgiennes vont les combler. Ainsi elles sont de plus en plus nombreuses dans les blocs comme tous les acteurs et font souvent face aux regards étonnés de leurs patients. Mais cette féminisation pose néanmoins quelques problèmes pour les urgences car elles sont toutes spécialisées et souvent moins disponibles à certaines périodes de leur carrière. Nos nouvelles collègues sont en effet jeunes car cette évolution est un phénomène récent.

Le combat des professions intermédiaires

Je ne voudrais pas non plus oublier de parler du rôle essentiel des paramédicaux. Selon la Direction de la recherche, des études, de l'évaluation et des statistiques (DREES), 700 988 infirmiers et infirmières exercent en France, pour une population d'environ 67 millions d'habitants. Cela représente 10,46 infirmiers pour 1 000 habitants.

Pour pallier la pénurie de chirurgiens, nos penseurs ont eu une idée lumineuse : la délégation de tâche aux professions intermédiaires. Et donc de les former en allongeant les études. Cela participe à la pénurie des infirmières.

Aujourd'hui, l'article 30 de la loi de santé prévoit la création de « professions intermédiaires » qui donnent accès au statut particulier de professionnels médicaux en pratiques avancées.

cérale à l'hôpital Necker-Enfants malades, est un autre exemple. Quant à Françoise Firmin, elle est une référence mondiale de la reconstruction des oreilles avec plus de 3 000 reconstructions réalisées. Il y a en a bien d'autres. Kathleen Turner est chirurgienne de la greffe du foie. Quatre femmes exercent aux côtés du Pr Boudjema à Rennes. C'est l'un des pontes de la greffe du foie. Il compte d'ailleurs sur celles-ci pour transmettre son savoir et son expertise après sa retraite. Trente-trois femmes sont devenues membres de l'ANC.

Cette disposition permet aux professionnels concernés de travailler en autonomie, d'établir une évaluation clinique, de définir un diagnostic et de réaliser un acte technique.

Les personnels de bloc opératoire

Les infirmiers de bloc opératoire (IBODE) sont des aides opératoires et panseuses avec un diplôme spécifique. Mais nombre d'infirmiers travaillent au bloc sans ce diplôme. Avec au moins deux ans d'expérience au bloc et une pratique régulière de ces actes, ces personnels ont eu jusqu'au 31 octobre 2019 pour déposer un dossier aux ARS ou aux directions régionales de la Jeunesse, des Sports et de la Cohésion sociale (DRJSCS) pour régulariser leur statut. Ils devaient ensuite passer devant un jury composé d'un représentant de l'État, d'un chirurgien et d'un IBODE.

Ils se sont mis en grève le 7 novembre 2019. Je les comprends. La gestion des blocs risque d'être encore plus compliquée avec ces décisions. Cette évolution est très négative, car la chirurgie est un compagnonnage. Dans le passé, le chirurgien formait ses aides à ses propres techniques. Personnellement, j'en ai formé des dizaines de grande qualité. Ils étaient de très bonnes aides opératoires, souvent plus rigoureux que certains internes! Cette évolution normative a donc privé nombre de chirurgiens d'aides de qualité, bien que non diplômées, car toutes n'ont pas réussi à passer ce diplôme des plus théoriques.

Les infirmiers en pratique avancée

Je l'ai évoqué, la nouvelle loi de santé va créer une nouvelle classe de paramédicaux: les «professions intermédiaires» ou «infirmiers en pratique avancée». Au service de tous depuis soixante ans pour l'anesthésie, la profession d'IADE, qui n'existait que dans les textes, n'était pas réellement reconnue[32] ! Le législateur déclare que :

« Les infirmiers en pratique avancée disposeront de compétences élargies, véritable interface entre l'exercice infirmier et l'exercice médical.

« Cette nouvelle pratique et ces nouvelles compétences bénéficieront d'une reconnaissance en termes de statut et de rémunération, aussi bien dans le cadre de la fonction publique hospitalière qu'au sein des équipes de soins primaires. »

Un nouveau diplôme d'État, reconnu au grade de Master, sera délivré à l'issue d'une formation universitaire de deux ans. La pratique avancée permettrait de répondre au vieillissement de la population et à la croissance des maladies chroniques. Pour les infirmiers, ce seront de nouvelles perspectives de carrière, avec l'opportunité d'un mode d'exercice plus autonome.

---

32. Les infirmiers anesthésistes diplômés d'État (IADE) occupent des fonctions essentielles. Ce sont les héritiers des infirmiers anesthésistes américains qui débarquèrent en Normandie en 1945. Depuis soixante ans, ils sont au plus près des Français dans les moments les plus délicats de leur vie. De fait, de par leur expertise en anesthésie et en soins d'urgence, les IADE estiment qu'ils sont déjà des infirmiers en pratiques avancées. Laurent Krzyzaniak, président de l'Association des infirmiers anesthésistes de France, expliquait récemment dans une tribune de *L'Obs* : « Pour vous, je ne suis qu'une de ces nombreuses personnes qui vous accueillent lors de vos interventions. Le plus souvent anonyme, ou vite oublié, je suis celui dont vous cherchez le regard quand l'anesthésie commence et que l'angoisse vous étreint. » Les IADE prennent en charge des milliers de patients tous les jours dans les blocs opératoires publics ou privés de France, en SMUR et aux urgences, qu'elles soient vitales ou non. Tout cela en lien étroit avec le médecin anesthésiste afin d'assurer un maximum de sécurité et une prise en charge de qualité. C'est ce travail de collaboration, en confiance, qui assure aux Français des soins sûrs et de haut niveau. Experts en anesthésie, réanimation et urgences, cette profession paramédicale est la seule à détenir une exclusivité de compétence en anesthésie avec deux diplômes d'État, un cursus de formation de sept ans au niveau d'étude Master.

Mais le temps médical, qui serait ainsi libéré, est une vue de l'esprit. Les médecins devront prendre en charge des cas plus lourds et plus chronophages sans que la rémunération suive. C'est le retour des « officiers de santé » pour pallier la pénurie de médecins organisée par l'État.

Outre la vaccination et la prescription d'ordonnances, certains actes leur seront autorisés pour la « petite » chirurgie : suture d'une plaie, circoncision, cure d'hydrocèle, endoscopie de contrôle. Or, il n'y a pas de « petite » chirurgie, seulement des « petits chirurgiens ». Tout acte de chirurgie peut s'avérer difficile, même la simple suture d'une plaie car des tendons ou des nerfs ont pu être coupés.

Cette réforme aggravera donc la pénurie d'infirmières car les écoles se vident. Ce métier n'attire plus. Des dizaines de milliers ont arrêté leurs fonctions. Leur carrière à l'hôpital ne dure en moyenne que huit ans ! Les soignants s'épuisaient déjà avec la crise de l'hôpital. Cette situation redevient explosive.

7.
Pourquoi l'État est-il sourd au blues des Blouses Blanches ?

Le suicide n'est rien d'autre que quelques secondes d'une fatigue trop lourde.
Philippe Besson

L'année 2019 a été marquée par l'exaspération des personnels : ils étaient à bout de souffle. Les conflits se sont multipliés. Des suicides trop nombreux ont témoigné de leur désespérance. Et cela a recommencé avec la pandémie. Aussi je vais montrer dans ce chapitre comment la menace de les remplacer par des officiers de santé et le développement des téléconsultations les privent peu à peu de contacts humains, et comment l'arrivée de l'intelligence artificielle (IA) les inquiète et bouleverse les pratiques.

Les suicide des Blouses Blanches

À l'heure où Simone Veil entrait au Panthéon, un chirurgien dans un grand hôpital d'Île-de-France, pourtant solide et expérimenté, a craqué. Il était de garde. Une garde certes chargée d'une activité soutenue, mais c'était comme d'habitude. À l'issue d'une intervention, il lâcha pourtant: «J'en ai assez, je suis fatigué, je m'en vais.» Il retourna dans son bureau, ferma la porte, ce qui n'était pas dans ses habitudes. Au bout d'un certain temps, les infirmières du service, surprises de ne pas le voir ressortir, frappèrent à la porte. Elle était verrouillée. Elles passèrent par le balcon, et là, elles le découvrirent inanimé. Il fut aussitôt transféré en réanimation, dans un état très grave. Il décéda une semaine plus tard.

«C'est un choc terrible pour nous tous», déclara la directrice. «C'est un homme expérimenté, il est dans le service depuis trois ans, un très bon professionnel», nota l'un de ses collègues, avant d'ajouter: «C'était un homme simplement discret, on ne sait pas grand-chose de sa vie.» Le chirurgien interviewé se tut, puis ajouta encore: «Son geste, que voulez-vous que l'on puisse en dire? Ce que l'on voit, c'est qu'il a fait ce geste à l'hôpital, dans son bureau et pendant une garde...»

La situation très complexe que traversent aujourd'hui les hôpitaux devrait interpeler les décideurs, mais ce n'est pas le cas[33]. Tout paraît suspendu aux mesures décidées par le gouvernement avec la nouvelle loi.

L'état des lieux est pourtant connu de tous: la fatigue, le *burn out* pour des salaires médiocres, les suicides l'expliquent. Le système de financement avec la tarification à l'activité (T2A) s'est révélé contre-productif depuis dix ans qu'il a été mis en place. Ce système, comme je l'ai déjà expliqué, incite à

33. La liste est longue des hôpitaux dans lesquels les soignants sont globalement en souffrance. On pourrait parler, parmi tant d'autres, de celui de Cayenne où les 17 médecins urgentistes ont démissionné pour dénoncer le manque d'effectifs, de la démission de 15 soignants du bloc opératoire de Toulouse, du centre hospitalier universitaire (CHU) de Pointe-à-Pitre, de l'hôpital de Vierzon, qui était en grève illimitée, ou de celui de la Croix-Rousse à Lyon.

privilégier certaines activités dites rentables et à multiplier les hospitalisations, les examens complémentaires et les actes.

Les mois de juillet et d'août étaient depuis des années des moments encore plus difficiles pour les hôpitaux, avec les congés. L'année 2019, cela le fut plus encore avec la canicule. En Île-de-France, un document interne de l'ARS, dévoilé par l'Association des médecins urgentistes de France (AMUF), faisait craindre de fortes tensions dans les services d'urgences, comme les années précédentes.

Rien n'a été fait pour anticiper cette dégradation. Il y a pourtant eu grève des services d'urgences. La pandémie a bien sûr tout stoppé. Il faudra attendre qu'elle soit jugulée pour remettre à plat le système car la volonté du législateur manque.

L'épuisement du personnel infirmier

Le blues se répand de la même manière parmi le personnel infirmier. Avant la crise, il y avait déjà des postes vacants d'infirmiers dans nos hôpitaux. Depuis, la vague de départs s'est accentuée chez les jeunes professionnels. Mais quelles sont les raisons de ce phénomène ?

Dans les hôpitaux, les infirmiers le répètent à l'envi : ils ne sont pas prêts à revivre la situation du printemps dernier. L'augmentation de salaire de 183 € par mois n'a manifestement pas suffi à apaiser leur mal-être. Pour rappel, ils réclamaient 300 € pour atteindre le salaire moyen des pays de l'OCDE. Ainsi, ils sont toujours bien moins payés que leurs homologues espagnols et luxembourgeois.

Les résultats sont sans appel : 30,5 % des soignants présentent un haut niveau d'épuisement émotionnel, 35 % présentent au moins un symptôme typique de *burn out*. Le taux de suicide, lui, ne sera connu que dans deux ans !

Les conflits entre malades et médecins

Les conflits avec les patients sont une autre source de souffrance. À ce niveau, l'État se tient trop souvent en position d'arbitre. Avant d'en venir à l'importante question du droit des patients, je veux évoquer un des phénomènes les plus visibles, mais encore trop souvent passé sous silence : le conflit avec les patients religieux.

Le médecin femme face aux patients religieux

La féminisation de la profession, d'un côté, et la radicalisation d'une partie de notre population, de l'autre, entraînent des problèmes posés par certains patients au nom de leurs croyances. Fruit d'un travail de trois ans, un premier guide, *Soins et laïcité au quotidien*, s'est penché sur ce phénomène, sous la direction de Jean Thévenot, président du conseil de l'ordre des médecins de la Haute-Garonne. Face au refus d'examens de certains patients par un médecin d'un sexe différent, beaucoup de soignants perdent patience, car la violence souvent se déclenche.

D'une manière générale, notre société est de plus en plus violente, les soignants y sont donc hélas confrontés, comme les policiers et les pompiers. Menaces, agressions physiques, verbales, vols, vandalisme, le nombre de praticiens agressés n'a jamais été aussi élevé. 80 % des agressions ont lieu dans un cabinet libéral, 11 % dans des cliniques ou des hôpitaux. Les médecins généralistes libéraux et les urgentistes sont donc les principales victimes.

C'est l'Île-de-France, les Hauts-de-France et l'Occitanie qui sont les régions les plus concernées. Au niveau départemental, le Nord, les Bouches-du-Rhône et la Haute-Garonne sont les plus touchés. Alors qu'ils représentent 44 % de la population médicale, les médecins généralistes déclarent 70 % des incidents, mais toutes les spécialités sont concernées. Les patients constituent le principal contingent des agresseurs. Un quart des auteurs de délits secondaires, comme les vols, ne sont pas été identifiés. Les femmes, face à ces violences, pourront-elles se protéger et mieux résister à la déprime qui gagne toutes les couches de la profession ?

Les droits des patients

J'en viens aux droits des patients. Ceux-ci reposent sur deux textes de loi majeurs : la loi du 4 mars 2002, dont le titre II s'intitule « Démocratie sanitaire », complétée depuis par la loi du 22 avril 2005 sur les droits des malades en fin de vie. Il y avait – il ne faut pas le nier – des abus d'autorité au temps des mandarins. Mais du paternalisme protecteur, on est passé aux droits parfois exorbitants des patients. Avec ces lois de 2002 et 2005, la situation a empiré.

Voyons pourquoi. Les principaux droits individuels des patients concernent le libre choix du médecin et l'accès à l'information, ainsi qu'aux soins les plus appropriés et aux thérapeutiques les plus efficaces.

L'accès au dossier et à l'information médicale est un droit, mais est-ce un vrai progrès ? Un bon médecin est un médecin qui informe, mais les rapports entre les patients et les médecins, depuis ces lois, sont devenus plus conflictuels. Avec Internet, certains patients essayent même de piéger leur médecin.

Le contenu de l'information doit porter sur l'état du patient et son évolution prévisible, sur la description et le déroulement des examens et des thérapeutiques. La liste est longue, car on doit préciser les interventions envisagées et leurs alternatives, leurs objectifs, leur utilité et les bénéfices escomptés. Et y ajouter leurs inconvénients éventuels, leurs complications et leurs risques, même exceptionnels, qui peuvent mettre en jeu le pronostic vital. Les recommandations incitent le médecin à adapter l'information en fonction de chaque personne et à vérifier qu'il a été bien compris. Lorsque le patient a affaire à plusieurs médecins, il est recommandé qu'il bénéficie d'une information spécifique à chaque prise en charge et qu'un médecin unique effectue une synthèse des données médicales le concernant.

Les documents écrits (synthétiques et compréhensibles pour le plus grand nombre) sont des compléments utiles, mais ceux-ci ne doivent être assortis d'aucune formule obligeant le patient à y apposer sa signature. Certains médecins considèrent la question de l'information comme une préoccupation défensive. Il est cependant prudent d'exiger la signature du futur opéré, après qu'il les a réellement lus. L'information doit être considérée comme un élément d'une pratique médicale normale permettant une prise de décisions partagée[34].

Les erreurs médicales : quels recours ?

Il n'y a pas toujours eu faute et c'est un stress de plus… Les recours concernant une erreur médicale peuvent viser deux

34. Art. L. 1110-8 du code de la Santé publique (CSP).

types d'objectifs : le recours pour indemnisation du préjudice et le recours pour obtenir la modification des pratiques et la sanction du professionnel ou de l'établissement en cause.

S'agissant du recours visant une indemnisation du préjudice suite à un accident médical, l'objectif est de lancer une expertise amiable pour évaluer les erreurs éventuelles et les préjudices qui en découlent, et définir ainsi le montant de l'indemnisation. Dans le cas d'un accident médical impliquant un professionnel de santé libéral ou un établissement de santé privé, les litiges font l'objet d'un recours devant le tribunal. S'il s'agit d'un établissement public, c'est le tribunal administratif qu'il convient de saisir. Dans les deux cas, pour espérer une indemnisation, la victime doit apporter une expertise médicale dont les frais sont à sa charge et le recours à un avocat est obligatoire.

Mais un accident médical n'entraîne pas forcément une demande d'indemnisation financière ; il peut plutôt induire le souhait, pour les victimes, d'obtenir la modification des pratiques médicales. La sanction du professionnel ou de l'établissement mis en cause peut, là encore, être demandée. Si la victime de l'erreur médicale recherche une sanction pénale, elle peut porter plainte auprès de la gendarmerie ou du commissariat de police, ou écrire un courrier au procureur de la République.

À ce niveau, le rôle de l'expert est central. Son expertise vise à évaluer l'indemnisation des préjudices au plus juste. En retour, depuis la loi de 2002 dite de protection des malades, les tarifs assurantiels des médecins ont explosé pour se stabiliser à un niveau qui serait supportable si les chirurgiens bénéficiaient de tarifs qui, eux aussi, avaient suivi l'inflation et l'augmentation des charges, ce qui est loin d'être le cas. Ainsi, d'année en année, notre système se dégrade.

L'intelligence artificielle (IA) : progrès ou utopie ?

Pour pallier ces difficultés, l'État mise à présent sur l'intelligence artificielle (IA). Avant que la pandémie de Covid, mal gérée par ses équipes, ne le fasse retourner à ses études et au Havre malgré sa popularité, Édouard Philippe avait fixé trois objectifs dans la loi de santé :

1. « L'accessibilité en ligne pour chaque patient de ses données médicales. »
2. « La dématérialisation de l'intégralité des prescriptions. »
3. « La fin des déserts médicaux grâce à l'IA. »

L'IA est-elle effectivement un progrès pour la santé ou une utopie ? Pourrons-nous nous passer des médecins grâce à l'IA ? « Le médecin du futur, prédit Thomas A. Edison, ne donnera pas de médicaments ; il formera ses patients à prendre soin de leur corps, à la nutrition et à la prévention des maladies. » Sans doute est-ce une heureuse perspective, mais ce n'est pas encore le cas. Ce que l'on voit arriver en termes de médecin du futur, ce sont les sciences et les technologies de l'IA. Vont-elles révolutionner la médecine ou la paralyser ? Est-ce un mirage qui se transformera en cauchemar avec la pénurie de soignants ?

Quelle est la portée de l'IA en médecine ?

L'IA, c'est « l'ensemble des théories et des techniques mises en œuvre en vue de réaliser des machines capables de simuler les capacités humaines et l'intelligence ». Elle fait appel aux mathématiques, à l'informatique et à la neurobiologie computationnelle. Les réseaux neuronaux ne sont, en fait, que des interconnections et des algorithmes complexes. Par extension, l'IA désigne les dispositifs imitant ou remplaçant l'homme dans certaines mises en œuvre de ses fonctions cognitives. Il n'y a pas de réelle intelligence, mais une analyse instantanée des données.

Dans le domaine de la médecine, on pourrait dire que l'IA, c'est comme un chien, ça peut être un saint-bernard qui sauve des vies, ou un chien d'attaque qui rackette les gens et leur nuit… Poussées à l'extrême, ses capacités pourraient-elles un jour dépasser les capacités humaines en créant, par elles-mêmes, ses propres programmes pouvant échapper aux contrôles humains et devenir une menace ? En médecine, on serait bien loin du dialogue singulier…[35]

Il en va de même pour le Big Data, c'est-à-dire le recueil en masse des données et leur utilisation pour aider à la décision. Les avantages : le Big Data est une aide précieuse à la conduite des politiques de santé, en particulier pour l'optimisation du système de soins. Le recoupement des données permet d'identifier des facteurs de risque de certaines maladies, comme les cancers ou le diabète, et de mettre en place des outils de traitement ou de prévention plus efficaces. Le développement des systèmes d'aide au diagnostic va exploser. Le Big Data pourrait

35. L'astrophysicien britannique Stephen Hawking pensait que l'IA pourrait menacer l'espèce humaine. Devenue trop performante, on ne pourrait plus contrer ses décisions, ou une intrusion malfaisante brouillerait les contrôles entraînant la paralysie de tout le système. Bill Gates, fondateur de Microsoft, relativise : il lui manquera toujours la créativité et la sensibilité des contacts humains trop complexes pour être programmables. Voir Laurent ALEXANDRE et Jean-François COPÉ. *L'IA va-t-elle aussi tuer la démocratie ?*, Paris, Lattès, 2019.

aussi être utilisé dans la veille sanitaire pour prédire la survenue d'épidémies.

Ces données nécessitent, de manière générale, la mise en place de mesures de sécurité visant principalement à garantir leur confidentialité. Dans le domaine de la médecine, c'est particulièrement le cas concernant le dossier médical partagé (DMP). Ce DMP connaît depuis quinze ans des échecs retentissants. Ce dossier concernait moins de 1 % de la population en 2018, malgré un investissement supérieur à 1 milliard d'euros. Il se développe maintenant à grande vitesse. Mais qui en fera la synthèse pour qu'il ne devienne pas un catalogue inexploitable? Les risques d'erreurs, le piratage et l'éthique sont au-devant de la scène. Il s'agit pourtant d'offrir aux citoyens des outils concrets leur permettant de mieux gérer leur santé et le suivi de leur traitement.

Autre avancée de l'IA: le Smart Data ou analyse en *streaming* des données. Elles sont analysées à la source en temps réel pour prendre des décisions immédiates. Le délai de traitement est réduit à quelques secondes seulement. Sa meilleure application serait dans des hôtels à proximité d'un hôpital pour surveiller un patient après une chirurgic ambulatoire... À condition de les construire... En oncologie, grâce à son immense capacité à compiler et à comparer une masse gigantesque de données, c'est devenu une aide précieuse pour la décision des protocoles de traitement des cancers.

Dans cette perspective, de nombreux hôpitaux ont mis en commun, depuis 2010, leurs dossiers médicaux informatisés pour un totale de plus d'un million de patients. CancerLinQ, aux États-Unis, avec son logiciel, fournit une aide à la décision.

Plus simple encore: les ordinateurs du type Watson, développé par IBM, et le Tricorder X permettent d'aider au diagnostic pour de nombreuses pathologies et de choisir le meilleur protocole de traitement. Ils analysent des centaines de marqueurs biologiques et sont de véritables laboratoires de poche. Connectés à votre téléphone, ils pourront un jour prendre un scanner de votre rétine, analyser votre respiration et votre sang.

En France, la Franche-Comté, depuis l'accident d'irradiation d'Épinal, a trouvé une solution originale pour pallier le manque d'oncologues: un système d'information commun des dossiers pour des milliers de patients en lien avec un logiciel de prescription. Mais comme l'ordinateur ne connaît pas les malades, des erreurs sont possibles. Qui les redressera avant qu'un traitement inadapté, voire dangereux, soit mis en route?

Conclusion paradoxale: la simple prise de rendez-vous informatisée est déjà un casse-tête à l'hôpital... Il est quasiment impossible de parler à un praticien. On évolue même vers une médecine interchangeable, car le médecin choisi peut être absent lors du rendez-vous! L'IA servira-t-elle de prétexte à accélérer cette dégradation de la relation entre médecins et patients?

L'IA est-elle une solution à la désertification?

«L'intelligence artificielle se définit comme le contraire de la bêtise naturelle», plaisante Woody Allen. Mais ces machines sont programmées pour fonctionner de façon continue et pour renforcer, et non remplacer, le lien patients-médecins. Certes, elles permettront une meilleure analyse des données du patient (symptômes, antécédents familiaux et résultats d'examen), cependant, un bon clinicien devra être présent en bout de chaîne et rester le seul décideur, pour éviter tout drame.

Le gouvernement voit dans les technologies numériques une opportunité d'améliorer la qualité des soins et de boucher le « trou de la Sécu ». Cela me semble utopique car les investissements devront être considérables pour être fiables ! Si l'IA assiste et soulage le médecin sans se substituer à lui, pourra-t-elle un jour le remplacer ? Est-ce une solution à la disparition des médecins de famille ? La France, en prenant ce chemin, va vers l'inconnu.

Télémédecine et téléconsultations

Des groupes d'assurances ont désormais salarié des médecins à qui est confié ce type de consultation : ils sont payés 70 à 100 € de l'heure. La tarification de la téléconsultation (d'une durée de cinq à six minutes) est négociée à environ 15 € remboursables. Les bénéfices annuels sont donc énormes… pour les assurances ! De même, des officines douteuses proposent sans consultation préalable des arrêts de travail en ligne au tarif de 25 €.

Des télécabines de consultation totalement informatisées permettront-elles des télédiagnostics ? Une prise de la tension artérielle (TA), de la température, un électrocardiogramme (ECG), des analyses sanguines instantanées ? La télémédecine et les consultations à distance sont illusoires s'il n'y a pas davantage de soignants sur place. En outre, pour voir un médecin spécialiste qui interroge et examine, ce qui sera de plus en plus rare, les tarifs vont exploser comme en Grande-Bretagne ou aux États-Unis (de 400 à 1 000 $!). Nous allons donc droit à l'ubérisation de la médecine, souhaitée par les politiques, ce qui entraînera de fait une accélération de la disparition de la médecine libérale conventionnée[36].

L'IA fera-t-elle exploser de notre système ?

Les « Big GAFA » vont-ils tuer notre système de santé ou le sauver ? Je crois qu'il faut craindre que la toute-puissance du Big Data, l'IA et l'e-santé soient les chevaux de Troie de la santé. Ces ogres modernes risquent bel et bien de faire exploser notre système de santé. Les avancées de l'IA ne suscitent pas, en effet, que de l'enthousiasme. Face à la puissance des GAFA pour lesquelles toutes ces recherches sont une manne financière considérable, quels sont les vrais dangers pour l'homme et la démocratie ?

La réponse doit être nuancée : aubaine pour les chercheurs et opportunité pour la médecine, mais aussi source de polémiques et de dérives, l'utilisation des données de santé est devenue incontournable.

Si les GAFA s'y plongent depuis des années, les données de santé suscitent aussi la convoitise des autorités, des scientifiques et de nombreux médecins pionniers. Le marché mondial de la santé numérique est estimé, selon les projections du

36. La pandémie a fait exploser les demandes, notamment *via* le système Amélie, service en ligne d'informations que complète Sophia, service d'accompagnement des malades chroniques pour l'asthme et le diabète. La mission de Sophia est d'aider les personnes concernées à mieux connaître leur maladie, à adapter leurs habitudes afin de réduire les risques de complications. En relais des recommandations du médecin traitant, Sophia propose un soutien, des informations et des conseils personnalisés, adaptés à la situation et aux besoins de chacun. Avec la pandémie du Covid, les téléconsultations se sont multipliées et les urgences à l'hôpital non-Covid ont quasiment disparu…

cabinet américain Frost & Sullivan, à 211 milliards d'euros en 2023. Or, les données de santé doivent être stockées. IBM a décidé de mettre toutes ses solutions cognitives applicables à la santé et à la recherche biomédicale au sein d'un *cloud*. Orange Healthcare, comme tous les grands groupes, Axa, Matmut, Groupama et leurs filiales, les géants du Web et des télécoms, Google, Amazon, Facebook, Apple, sont tous présents.

Au-delà des intérêts financiers, l'exploitation raisonnée des données de santé ouvre des possibilités infinies dans la recherche médicale : les algorithmes d'aide au diagnostic ou à la décision, la pertinence de prises en charge des patients, mais aussi l'organisation et la gestion d'établissements hospitaliers... Le *tracking* des malades de la Covid et de leurs contacts s'est avéré très efficace pour cantonner la maladie en Asie et en Israël, mais a été un échec en France.

Vols de données et secret médical

Un autre problème se pose à l'heure des vols de données : celui du secret médical. Il n'y a jamais eu autant d'appareils connectés et d'applications Web vulnérables déployées. Un dossier de patient peut déjà se monnayer sur le Dark Web. Il peut intéresser des compagnies d'assurance privées ou des laboratoires pharmaceutiques.

Les implants médicaux sont, eux aussi, de plus en plus connectés, tels que les simulateurs cardiaques ou les pompes à insuline. Leur boîtier de contrôle présente une vulnérabilité qui pourrait potentiellement permettre d'injecter une dose mortelle d'insuline. Il pourrait en être de même avec la robotique chirurgicale si les programmes opératoires étaient informatisés. La grande vulnérabilité des hôpitaux réside dans le facteur humain, par exemple en ouvrant un courriel infecté, en utilisant une clé USB ou un disque dur[37]. Par ailleurs, les nombreux appareils de fournisseurs extérieurs sont connectés au réseau des hôpitaux. Or, comme ils sont certifiés pour pouvoir être utilisés, l'informatique de l'hôpital ne peut pas mettre à jour les logiciels antivirus car l'équipement perdrait de ce fait sa certification.

Avec l'IA, il s'agit donc bien d'un autre lieu où les médecins perdent peu à peu le contrôle de leur propre pratique.

37. En 2017, WannaCry, un virus rançongiciel, a rendu inutilisable quelques 200 000 ordinateurs dans 150 pays, dont 70 000 appareils du National Health Service (service national de santé britannique). Les cybercriminels ont exigé une rançon pour les débloquer.

8.
Est-ce que l'État ment sur la Covid ?

Quand tout le monde vous ment en permanence, le résultat n'est pas que vous croyez ces mensonges, mais que plus personne ne croit plus rien.
Hannah Arendt

La Covid-19, ce n'est ni une « grippette » ni la peste bubonique. Même si le vers de La Fontaine reste d'actualité : « Ils ne mouraient pas tous, mais tous étaient frappés. » Ce virus ou plus précisément ses dégâts sur notre système de santé ont été évoqués plusieurs fois dans cet ouvrage. Prenons ici le temps de revenir sur les fondamentaux.

C'est de leur couronne de protéines, observable au microscope électronique, que vient le nom des coronavirus (CoV), une immense famille de virus dont certains infectent différents animaux comme la chauve-souris et d'autres l'homme. Ils sont habituellement bénins, à l'origine de rhumes qui guérissent spontanément. Mais il arrive qu'ils acquièrent de nouvelles propriétés, pouvant entraîner des formes graves chez l'homme[38]. C'est le cas de la pandémie de Covid-19.

38. Une étude, publiée en mars 2020 dans *Nature Communications*, a souligné une grande affinité de liaison entre la protéine S (Spike) et le récepteur ACE2 des cellules humaines. Ces récepteurs permettent au virus de se fixer pour les infecter.

Avant la pandémie que nous connaissons, les coronavirus ont déjà été responsables de maladies très graves, comme le syndrome respiratoire aigu sévère (SRAS) ou le syndrome respiratoire du Moyen-Orient (MERS), détecté pour la première fois en 2012 en Arabie Saoudite. Environ 35 % des cas d'infection par le MERS-CoV ont abouti au décès du patient. Le SRAS, lui, a été la première épidémie globale du XXIe siècle. Cette épidémie aurait déjà pu prendre la dimension d'un « Tchernobyl chinois », selon l'hebdomadaire *The Economist*, mais elle a été rapidement jugulée.

La question de la quarantaine s'est d'ailleurs posée à l'époque. Pour le Dr Manuguerra, qui s'est alors exprimé, il importait de distinguer deux types de situation : « L'isolement est une mesure préventive utile dans les pays qui n'ont qu'un nombre de cas importés très limité... Mais, passé un certain niveau d'infection et de contamination, la mise en quarantaine n'est ni utile ni même envisageable. » Pour ce spécialiste de virologie, l'avenir pour le SRAS résidait dans la manière dont les personnes en ayant souffert avaient créé une immunité. « Si leur système immunitaire a répondu de manière forte et si le virus n'a pas les moyens d'évoluer génétiquement, elles seront protégées face à de possibles vagues épidémiques ultérieures. »

L'épidémie du nouveau coronavirus, le Covid-19, a débuté dans la ville de Wuhan en novembre 2019. Un mois après le début de l'épidémie, plus de 60 millions d'habitants en Chine ont été confinés, mais cela n'a pas enrayé la propagation. Et c'est seulement à ce moment-là que la Chine et l'OMS[39] ont

39. Cette agence a été créée en 1948 par l'ONU afin d'organiser la santé publique dans le monde. Son siège se situe à Pregny-Chambésy, dans le canton de Genève, en Suisse.

alerté le reste du monde[40]. Début janvier 2020, le caractère relativement circonscrit à la Chine, à Hong Kong et au Canada permettait d'espérer que nous n'étions pas face à la résurgence du spectre des autres pandémies. Depuis cette date, l'épidémie a explosé dans toute l'Asie ; pis, elle a gagné rapidement le reste du monde par les transports aériens. Les mesures draconiennes de confinement et la fermeture des frontières par de nombreux pays, trop tardives, furent inefficaces. Ce virus nouveau a pourtant été typé très vite, de sorte qu'un test permettant de diagnostiquer la maladie pour la différentier de la grippe a été mis au point. Ce retard est également dramatique, car les tests immunologiques sont essentiels pour définitivement déterminer si les malades asymptomatiques, qui auraient attrapé le virus, sont immunisés[41].

L'OMS, en général très efficace face aux crises sanitaires, a été cette fois fortement critiquée pour ses hésitations avant de déclarer l'« urgence de santé publique internationale ». Elle ne l'a fait que le 31 janvier 2020. Il faut cependant savoir que c'est une mesure exceptionnelle, décrétée seulement cinq fois par l'OMS : pour la grippe H1N1 en Asie (2009), le virus Zika (2016), Ebola (2016 et 2019) et la poliomyélite (2014). Ces deux dernières épidémies sont toujours en cours.

40. Le lanceur d'alerte chinois, le Dr Li Wenliang, un ophtalmologue de Wuhan, est mort du coronavirus à l'âge de 34 ans, après avoir été réduit au silence et avoir ému le monde entier. Il a été accusé par les autorités chinoises de propager des rumeurs sur la maladie, notamment sur la messagerie WeChat. Cet ophtalmologue a été interpellé le 1er janvier, puis libéré deux jours plus tard.
41. Ces tests permettent une détection qualitative des IgG et/ou des IgM dans le sérum, le sang total ou le plasma humains en 10 à 15 minutes environ. Les IgG et IgM sont des immunoglobulines produites par le système immunitaire pour assurer une protection.

Pendant ce temps, la pandémie continuait d'exploser dans le monde, et c'est peut-être ce que voulaient sans oser le dire nos autorités de santé... pour atteindre l'immunité de groupe. Cette politique, menée par plusieurs pays comme la Grande-Bretagne, la Suède et la Hollande, fut un échec car ce virus est peu immunisant[42]. Le Pr Didier Raoult ne le pensait pas, car la courbe en cloche des épidémies était, d'après lui, le témoin de sa défervescence. Les événements lui ont donné raison tout au long de l'été. Mais la deuxième vague a démontré qu'il se trompait.

En France, je l'ai montré dans les chapitres précédents, la pandémie a mis au grand jour la parfaite impréparation de notre système de santé et l'incompétence des administratifs qui peuplent nos agences et les structures de nos hôpitaux. Face au Covid-19, tout le système de soins a été paralysé par la complexité administrative de la chaîne de transmission. Et au sommet de l'État, avec Agnès Buzyn, on ne savait plus qui décidait !

Dans ce chapitre, je voudrais m'attarder sur une série de questions qui se sont posées, et qui nous autorisent à nous demander si, sur certains points, l'État ne nous a pas menti. En tout cas, des médecins réputés ont été mis sous pression, peut-être même a-t-on cherché à les faire taire, et c'est là un nouveau

42. La question, en effet, se pose : quelle est la durée de l'immunité acquise ? Restera-t-on immunisé une fois qu'on a contracté le virus ? Quelques semaines, comme le rhume ? Quelques mois, comme la grippe ? Certainement pas toute la vie, comme la rougeole ! Beaucoup de scientifiques pensent qu'elle serait limitée et que la protection dépendrait de toute façon de la faculté du virus de muter. On ne sait donc pas si un patient infecté sera susceptible d'être infecté une deuxième fois. Plusieurs cas ont été rapportés en Chine et au Japon. Il est impossible de dire pour l'heure s'il s'agit d'une deuxième infection ou d'une résurgence virale chez des personnes partiellement guéries.

signe de notre système de santé malade : on empêche les médecins de soigner pendant que des administratifs prennent des décisions catastrophiques.

La gestion catastrophique des masques

La gestion des masques est particulièrement révélatrice de la défaillance de la chaîne de commandement de la santé et des dégâts provoqués par les hauts fonctionnaires. Dans ce statut de haut-fonctionnaire, il est rapidement apparu aux médecins qu'il fallait ranger Agnès Buzyn, ce dont témoignait déjà suffisamment son rôle passé à l'INCA et à la Haute Autorité de santé (HAS), ainsi qu'Olivier Véran qui, depuis plusieurs années, n'exerçait plus guère que dans les commissions parlementaires et les maroquins ministériels.

Un rapport sur l'absence de stock stratégique de masques a été transmis à Agnès Buzyn dès mars 2019. Elle a déclaré ne pas l'avoir reçu… Ce qui, en revanche, est certain, c'est qu'elle n'a pas mis en route la fabrication des masques FFP2, seuls efficaces pour éviter la contamination, ni commandé de respirateurs. Ils allaient nous manquer cruellement.

La dernière commission d'enquête présidée au Sénat par Alain Milon (LR)[43] impute « directement cette pénurie à la décision, prise en 2018 par le directeur général de la santé (DGS), Jérôme Salomon, de ne pas renouveler le stock de masques chirurgicaux », même si « elle est également la conséquence

43. Voir Christian Perronne. *Y a-t-il une erreur qu'ils n'ont pas commise ? Covid-19 : l'union sacrée de l'incompétence et l'arrogance*, Paris, Albin Michel, 2020.

de choix antérieurs». Selon le rapport, François Bourdillon, alors patron de l'agence sanitaire Santé publique France, aurait informé le Pr Salomon que «613 millions de masques chirurgicaux sans date de péremption, acquis au mitan des années 2000, sont non conformes et ne pouvaient pas en conséquence être utilisés». En outre, poursuivait le rapport, «le stock se composait désormais de 99 millions de masques chirurgicaux, dont 63 millions se périmaient fin 2019». Plus loin, on lit: «Informé de la situation des stocks en 2018, le DGS a pourtant choisi de ne pas les reconstituer, sans en informer la ministre.»

Après Agnès Buzyn vient Olivier Véran. Par sa position au ministère durant la précédente législature, auprès de Marisol Touraine, il ne peut pas nier qu'il savait que les stocks de masques FFP2 n'avaient pas été renouvelés en 2014. Aussi s'est-il senti obligé de dire: «Les masques ne servent à rien!» Il s'inscrivait ainsi dans la continuité d'Agnès Buzyn. Qu'a-t-il donc fait concrètement? Il a «ordonné l'achat de seulement 50 millions de masques». Les sénateurs l'accusent même d'avoir fait «modifier *a posteriori* les conclusions d'un rapport d'experts» qui préconisait la constitution d'un «stock élevé, probablement d'environ un milliard de masques chirurgicaux». Olivier Véran ne serait apparemment pas le seul à avoir tenté de maquiller les traces de l'incurie politique puisque «l'analyse de courriels échangés entre la direction générale de la santé et Santé publique France atteste d'une pression directe de Jérôme Salomon sur l'agence afin qu'elle modifie la formulation des recommandations de ce rapport», pour «faire disparaître la référence à la taille du stock», assure sans complaisance aucune la commission.

En résumé, bien que le principe de précaution soit inscrit dans la Constitution, Bercy tout comme le ministre et le directeur de la santé trouvaient inutile et trop coûteux d'avoir un véritable stock de masques. Conclusion : d'un stock de près d'un milliard de masques en 2011, il en restait à peine plus de 100 millions en janvier 2020. En conséquence, notre pays a été incapable d'affronter correctement l'arrivée de la pandémie...

Un conseil bien peu scientifique

Et le conseil scientifique, qu'a-t-il fait ? Lancé le 10 mars 2020 pour conseiller l'exécutif dans la gestion de la pandémie – pardon pour « aider le gouvernement à se forger une conviction » –, cet organe est peut-être le meilleur exemple d'immobilisme face à ce drame. « Prenez du Doliprane et restez chez vous. » « Ne mettez pas de masques, cela ne sert à rien. » Ces déclarations de circonstance sont ignobles ! La vérité, c'est qu'il n'y avait plus de stock.

Ce conseil compte 11 membres et est présidé par le médecin et immunologiste Jean-François Delfraissy. L'infectiologue Didier Raoult (IHU Méditerranée Infection) s'en est retiré moins de quinze jours après sa création. Le conseil, à ce jour, a rendu différents avis, tous publics. Il a déclaré, par exemple, en mars 2020 : « Dans un contexte épidémique inédit, incertain et fortement évolutif, le conseil s'est efforcé de proposer des options claires en veillant à laisser aux pouvoirs publics la responsabilité des décisions à prendre. » Il n'avait donc rien décidé alors que les morts s'accumulaient ! En fait, ce n'est pas un vrai conseil scientifique au regard de la liste de ses membres : il n'y a même pas de pneumologue. De plus, il n'est pas totalement indépendant des laboratoires ni des économistes. Certains de ses membres émargent dans des firmes qui fabriquent des antiviraux et étudient des candidats vaccins.

Chloroquine : un scandale français ?

Il n'existait pas de traitement spécifique contre les coronavirus en général, donc il n'y en avait pas contre ce nouveau virus. Les firmes du monde entier ont tenté d'identifier dans l'urgence des agents antiviraux efficaces pour lutter contre la maladie. Ils ne donnaient pas de résultats sur les épidémies du même groupe ni contre d'autres virus (VHC, VIH, virus H1N1, CMV, virus d'Ebola, etc.). Les chercheurs ont passé au crible les cultures virales de ces nouveaux virus avec toutes les molécules dont ils disposaient[44]. Une quarantaine d'essais ont été programmés. Pour quel résultat ?

Une entrave à la recherche ?

Le plus avancé était un traitement « observationnel », utilisant un antipaludéen, l'hydroxychloroquine, associée à l'azithromycine, un antibiotique. Les premiers essais ont été réalisés en Chine, puis en France, à l'IHU de Marseille. Le Pr Didier Raoult, qui le dirige, a publié rapidement des résultats prometteurs[45]. Le modèle du Pr Raoult a ensuite inspiré la Russie, ainsi que les

44. C'est ainsi d'ailleurs que fut découvert l'AZT, premier médicament antirétroviral utilisé pour le traitement de l'infection par le VIH.
45. Voir Guy Courtois, *Et si Didier Raoult avait raison ? Les coulisses d'un scandale*, Paris, Investigation éditions, 2020. L'essai Hycovid a également été lancé par le CHU d'Angers, en partenariat avec 36 hôpitaux, sur l'hydroxychloroquine mais sans antibiotique.

États-Unis, le Maroc et de nombreux pays africains. Son avantage était notamment que les médicaments préconisés étaient immédiatement disponibles et peu coûteux.

Toutefois, loin de s'engager pour le tester et si besoin l'améliorer, pour l'Institut national de la santé et de la recherche médicale (INSERM), « l'objectif était d'évaluer l'efficacité et la sécurité de quatre stratégies thérapeutiques expérimentales qui pourraient avoir un effet contre le Covid-19 ». La liste de ces médicaments potentiels était basée sur la liste des traitements expérimentaux classés comme prioritaires par l'OMS. D'autres essais que ceux du Pr Raoult furent donc entrepris en France. Mais ils furent tous des échecs[46] ! Mal calibrés, ils ont empêché en France l'accès au traitement par la chloroquine, car ce médicament était resté « sous séquestre » en ville jusqu'à cet été.

Quant aux formes graves de Covid, elles se développent en particulier quand se déclenche un « orage cytokinique », c'est-à-dire un phénomène inflammatoire massif[47]. À ce niveau, un

46. Par exemple, l'essai Discovery, mené par l'INSERM et piloté par Florence Ader, infectiologue dans le service des maladies infectieuses de l'hôpital de la Croix-Rousse à Lyon et chercheuse au Centre international de recherche en infectiologie (CIRI). Cet essai comportait 5 bras : (1) soins standards en référence (donc placébo) ; (2) soins standards + Remdesivir (Gilead) ; (3) soins standards + Lopinavir + Ritonavir (Kaletra) comme pour le VIH ; (4) soins standards + Lopinavir + Ritonavir et interféron bêta ; (5) soins standards + hydroxychloroquine sans azithromycine. Cet essai Discovery a été un échec.

47. Le choc cytokinique, également appelé orage cytokinique ou syndrome de libération des cytokines, est un phénomène inflammatoire massif qui a été décrit dans diverses pathologies infectieuses, dont certaines coronaviroses respiratoires comme la Covid. Chez certains patients, sous l'action des virus, on observe en effet une prolifération importante de lymphocytes T et de monocytes inflammatoires sécrétant des quantités considérables d'interleukines, de GM-CSF (granulocyte-macrophage colony-stimulating factor) entraînant une réponse immunitaire incontrôlable et destructrice avec des micro-thromboses. Dans ce choc, la production de cytokines est à la fois excessive et auto-entretenue. Il s'agit d'une tempête inflammatoire massive qui touche essentiellement des adultes dans la force de l'âge. Il semble que les

traitement associant la dexaméthasone, un corticoïde avec des anticoagulants, s'est avéré primordial pour éviter les formes graves en y associant une oxygénothérapie à haut débit. On a démontré que des thromboses et des embolies étaient la cause de l'aggravation brutale des formes respiratoires, ce qui a entraîné trop de mises sous respirateur en réanimation, en particulier à Paris[48].

Actuellement d'autres voies de recherche sont explorées, telle la sérothérapie avec du sérum contenant les anticorps de patients contaminés, ainsi que l'utilisation d'anticorps monoclonaux[49].

Cependant, ce qui m'intéresse particulièrement dans ce chapitre, c'est, comme je l'ai dit, la réponse administrative de notre système de santé apportée aux médecins de terrain qui cherchaient sans relâche à soigner.

---

enfants, dont le système immunitaire est encore immature, et les personnes âgées, dont l'immunité est affaiblie, soient plutôt épargnés par cette « flambée immunitaire ». Le syndrome de détresse respiratoire aiguë peut mener à une défaillance multi-organes et au décès. Il peut apparaître brutalement, ce qui explique avec d'autres facteurs la défaillance respiratoire alors que la charge virale commence à diminuer.

48. Des tentatives de traitement avec des inhibiteurs de l'interleukine sont en cours, associés aux anticoagulants et aux anti-inflammatoires à fortes doses. D'autres voies de recherche proposent d'utiliser une protéine issue du vers marin pour pallier cette insuffisance d'oxygénation, l'HEMO2life. Cette découverte a été faite il y a plusieurs années par un biologiste, Franck Zal, en Bretagne. Ces vers captent l'oxygène à marée haute et vivent plusieurs heures à marée basse sur l'oxygène qu'ils ont accumulé. Ils possèdent une hémoglobine circulante identique à la protéine que l'on trouve dans nos globules rouges. Elle transporte l'oxygène 40 fois plus vite que notre hémoglobine. L'hémoglobine de vers marin étant une protéine, elle est parfaitement compatible avec le sang humain. L'AMM n'a pas été donné pour son utilisation.

49. Cette voie de recherche, grâce au génie génétique, est la « fabrication » d'anticorps immunisants. Des biologistes savent aujourd'hui isoler les anticorps efficaces, identifier les lymphocytes qui les fabriquent, et cloner ces anticorps en des milliards de copies. Ces techniques ne seraient pas sans danger. Ce traitement a pourtant été administré au président Trump car il avait été testé positif au Covid. Il s'est rapidement remis, mais sa gestion chaotique de la pandémie lui a fait perdre les élections.

9. Existe-t-il un complot contre des médecins ?

Aucun progrès n'a jamais été réalisé dans les sciences, la religion, la politique sans qu'il y ait eu controverse.
Lyman Beecher

Les masques, ça ne sert à rien ! Bien sûr, il n'y en avait pas ! Le traitement venu de Marseille, déjà utilisé dans le monde entier, l'hydroxychloroquine (Plaquenil) est dangereux, alors il faut l'interdire ! Celui-ci était pourtant en vente libre depuis 70 ans. Il a été interdit par Olivier Véran, le 27 mars 2020, prétendument en raison d'« insuffisance de preuves et de sa toxicité ». Le gouvernement a même bloqué les livraisons du produit par Sanofi à l'IHU de Marseille. Le but est atteint : on ne peut plus honorer sa prescription. Tant pis pour les malades, ils devront prendre le toxique Remdisivir, inefficace mais acheté par l'Union européenne à grands frais, et attendre les vaccins.

Ce médicament antipaludéen (Plaquenil) est, je le répète, utilisé par des milliards de personnes depuis des dizaines d'années et était en vente sans ordonnance ! Depuis cet été, il pouvait à nouveau être prescrit hors AMM mais, avec la polémique sur certains accidents cardiaques, les médecins n'osèrent pas le prescrire, d'autant que la certitude de son efficacité a été mise en doute par de nombreux détracteurs.

Ce fut en particulier le cas de l'article du *Lancet*, après une étude sur 96 000 patients, qui a affirmé sans preuve que ce traitement ne marchait pas. Cette étude était manifestement bidonnée avec des chiffres de pathologies semblables dans les six continents, ce qui témoigne de traficotages. Ce fait a été reconnu par le journal lui-même et par le retrait de l'article par ses auteurs. Malheureusement, en France, l'interdiction de la prescription n'a pas été levée au prétexte honteux de toxicité.

Le Pr Raoult a ainsi été obligé de saisir le Conseil d'État pour pouvoir continuer de la prescrire. Il fut même traité de charlatan. La donne est en train de changer car 191 méta-analyses internationales prouvent l'efficacité de l'hydroxychloroquine si elle est prescrite à domicile à un stade précoce[50]. L'Italie a notamment changé sa politique à ce niveau en l'autorisant en phase précoce[51]. La France, elle, continue de refuser de l'autoriser et taxe de charlatanisme les médecins qui arrivent à le prescrire. Le comble de l'entrave à la recherche et aux soins a été atteint depuis que six de ces médecins sont l'objet d'une plainte au conseil de l'ordre. Outre le Pr Raoult, il s'agit des Pr Christian Perronne et Henri Joyeux, des Dr Nicole Delépine, une ancienne oncologue, Nicolas Zeller, Hélène Rezeau-Frantz. Ces

50. Voir, par exemple, Alexis Lacout, « Méta-analyse COVID-19 et hydroxychloroquine : bas les masques ! », *France-Soir*, 16 septembre 2020.

51. Un rapport publié en Italie, le 7 décembre, par les Pr Alessandro Capucci, cardiologue, et Luigi Cavanna, oncologue, ainsi que par le Dr Paola Varese, confirme son efficacité. Ils ont publié un rapport médical d'expertise scientifique de 30 pages sur l'utilisation de l'hydroxychloroquine dès les premiers symptômes de la pathologie SRAS-COV2. Ce rapport forme la base scientifique dont les arguments ont été repris par le Conseil d'État italien dans sa décision de l'autoriser dans le traitement de la Covid-19 en phase précoce. Ils confirment que ce traitement, s'il était commencé à domicile, éviterait nombre d'hospitalisations souvent mortelles.

médecins sont-ils complotistes ? Ou y a-t-il un complot contre ces médecins ?

Des conflits d'intérêts ?

Les médecins qui, en France, s'acharnent à démolir ce traitement se réfèrent souvent aux études Recovery (réalisée en Grande-Bretagne), Discovery (menée en France) et Solidarity (pilotée par l'OMS), qui ont chaque fois été des échecs. Les doses données aux patients étaient toxiques : 2 400 mg le premier jour, alors que le Pr Raoult utilise 600 mg par jour ! Donner de telles doses témoigne, en outre, d'une grande méconnaissance du mécanisme de cette molécule. Elle a la propriété de se concentrer plus de 1 000 fois dans certains endroits de la cellule (le phagolysosome).

Quelles raisons poussent ces jeunes scientifiques à s'acharner à discréditer ce traitement, en incluant dans leurs analyses des patients déjà trop malades pour qu'il soit efficace et en occultant tous les articles n'allant pas dans leur sens ? Faut-il supposer qu'ils ont des liens d'intérêts et sont de fervents détracteurs des Pr Perronne et Raoult, avec le soutien de l'INSERM et de la Société de pathologie infectieuse de langue française (SPILF) ? Un de ces auteurs, Nathan Peiffer-Smadja, vient de finir son internat dans le service des maladies infectieuses du CHU Bichat à Paris, sous la direction du Pr Yazdanpanah. Ce dernier est aussi membre du conseil scientifique, mis en place pour la gestion de l'épidémie en France, dont le rôle a fortement contribué à l'interdiction de l'utilisation de cette thérapie dès le début de l'épidémie de Covid-19.

En conclusion, avoir mis ce traitement sur la liste des toxiques empêche les médecins de soigner au profit des Big Pharma et de ses antiviraux.

L'origine controversée du Covid-19

Nos élites ont fait tellement d'erreurs et ont tant menti que l'on est en droit de se poser cette question : le Covid-19 est-il un virus trafiqué issu d'un laboratoire P4 ? Quel rôle auraient joué l'INSERM et l'Institut Pasteur avec la Chine dans cette affaire ? En effet, c'est la France qui a participé en Chine à l'élaboration du laboratoire de Wuhan.

Selon les thèses complotistes, l'opération Covid-19 pourrait être une opération pour maintenir l'homéostasie de la planète. L'homme de pouvoir souhaite, il est vrai, tout contrôler, surtout quand il s'agit de contrôler l'avenir et l'évolution démographique et génétique de notre espèce. De notre côté, limitons-nous à examiner une question sérieuse : la Covid-19 est-elle due à une contamination animale, comme l'affirme les autorités, ou est-elle issue d'un accident de laboratoire ? La Chine a été soupçonnée d'avoir caché la source de contamination pour protéger son marché lucratif de fourrures. Mais pouvons-nous définitivement écarter la piste d'essais pour mettre au point de nouveaux vaccins à vecteurs, en particulier contre le VIH ?

Les liaisons dangereuses du laboratoire P4

Il existe un laboratoire P4 à Lyon, le laboratoire Jean Mérieux-INSERM, dédié à l'étude des maladies émergentes, en particulier celles qui affectent les pays en développement.

Financé par la Fondation Mérieux, il a été inauguré en 1999 par Jacques Chirac et Raymond Barre.

En 2014, ce laboratoire contribue à l'identification du virus Ebola, responsable de l'épidémie en Afrique de l'Ouest. Une extension du laboratoire est inaugurée en 2015, par le Premier ministre de l'époque, Manuel Vals. Cette nouvelle structure permet aux scientifiques d'avoir à disposition une banque d'agents infectieux, de travailler sur des bactéries dangereuses, comme des souches du bacille de Koch, responsables de tuberculoses multi-résistantes, et sur les maladies émergentes, en particulier virales.

Le laboratoire P4 de Wuhan, fortement suspecté par certains d'être le point de départ de la pandémie, a été construit en étroite coopération avec celui de Lyon et grâce à l'assistance technique de la France. Il travaille sur les virus émergents, dont les coronavirus.

En 2017, l'ancien Premier ministre Bernard Cazeneuve et la ministre de la Santé Marisol Touraine annoncent que 50 chercheurs français iront en résidence au P4 de Wuhan pendant cinq ans pour apporter une expertise technique et lancer un programme de recherche commun. Cependant, les chercheurs français n'arriveront jamais sur place. Mais la mise en exploitation du laboratoire de Wuhan, en 2018, coïncide bien avec la visite d'État d'Emmanuel Macron en Chine.

Origine animale ou erreur humaine ?

S'il s'agit d'une transmission animale, connaître l'animal qui a transmis le virus à l'homme est nécessaire pour empêcher que ce virus réapparaisse une fois l'épidémie jugulée. C'est, par exemple, en interdisant la consommation des civettes et en fermant les élevages qu'on a pu prévenir toute réintroduction du virus du SRAS chez l'humain. Dans le cas de la Covid, la chauve-souris serait le réservoir du virus et l'intermédiaire serait, cette fois-ci, un petit mammifère, le pangolin. Si l'hypothèse du pangolin comme hôte intermédiaire et agent de transmission se confirme, la Chine devrait alors au minimum interdire la vente d'animaux sauvages sur ses marchés. Certes, cela n'empêcherait pas les trafics... En Europe, d'autres animaux sont depuis lors devenus des vecteurs et ont relancé la pandémie, les visons notamment, que l'on a dû abattre.

Mais pour certains spécialistes, ce n'est pas du côté animal qu'il faut chercher l'origine de la pandémie: le SARS-CoV-2 serait une fabrication humaine. Il aurait été «trafiqué» pour préparer de nouveaux vaccins à vecteurs contre le sida et ce serait ensuite accidentellement «échappé» du laboratoire de Wuhan...

C'est ce qu'affirme, dès le 17 avril 2020, le Pr Luc Montagnier[52]. Qui est Luc Montagnier? Un professeur de médecine, récipiendaire du prix Nobel de Médecine en 2008 pour sa participation à la découverte du virus responsable du sida. Écoutons-le:

«Nous en sommes arrivés à la conclusion qu'il y a eu une manipulation sur ce virus... Au virus classique, on a ajouté par-dessus des séquences du VIH.»

«Ce n'est pas naturel, c'est un travail de professionnel, de biologiste moléculaire, d'horloger des séquences.»

«Dans quel but? Une de mes hypothèses est qu'ils ont voulu faire un vaccin contre le sida.»

«Des chercheurs indiens avaient déjà tenté de publier les résultats d'analyses montrant que ce génome abritait des

52. Dans le cadre d'une émission de CNEWS.

séquences d'un autre virus, le virus du sida. Ils ont été obligés de se rétracter, les pressions étaient trop fortes. »

« Avec mon collègue, le Pr Tritto, nous avons regardé de près la description du génome de ce virus à ARN. »

Le Pr Joseph Tritto, dans un livre paru quelques mois plus tard[53], confirme effectivement cette hypothèse d'un virus fabriqué en laboratoire à partir du Covid avec un insert du virus du sida (VIH).

Sont-ce des « délires » isolés ? En France, le Pr Christian Perronne, qui défend également cette hypothèse, est radié de l'AP-HP après ses déclarations étiquetées « anti-déontologiques ». Le Pr Jean-Bernard Fourtillan, éminent scientifique, est interné peu de temps après sa prestation dans le film *Hold-up* ? Sont-ils complotistes ?[54]

Certains vont beaucoup plus loin et suggèrent que le virus aurait été diffusé volontairement. Il est vrai que les thèses les plus folles circulent également, telles celles qui voient dans la Covid un instrument pour installer une gouvernance mondiale. Le film *Hold-up* décrit ce scénario[55]. Il évoque ainsi une théorie du complot[56] baptisée « Great Reset ». Quelle en est l'idée ? Les

53. Joseph Tritto, *Cina Covid-19: La chimera che ha cambiato il mondo*, Sienne, Cantagalli, 2020.

54. Dans le même temps, il est curieux que la Lyonnaise Florence Adler ait reçu le prix de recherche de l'INSERM pour son étude Discovery, conduite sous l'égide de l'OMS, puisque cet essai pour trouver un traitement contre la Covid a fait flop !

55. Voir Amar Goudil, « Décryptage de la "pandémie" de Covid-19 : un exercice d'ingénierie sociale machiavélique », revuemethode.org, septembre-octobre 2020.

56. Dans toutes les théories du complot, la construction est assez similaire : il y a d'abord beaucoup de faits, beaucoup d'informations, à la fois vraies et à la fois fausses. Ensuite, il y a un appel au sentiment du spectateur ; on véhicule une émotion négative, presque toujours la peur. Beaucoup d'informations, donc, chargées d'émotions, en lien direct avec notre vie de sorte que l'on se projette très vite dans l'histoire et que l'on en vient à se dire que nous sommes nous-mêmes atteints par le complot.

dominants utiliseraient le système capitaliste pour contrôler les dominés, notamment en implantant une puce dans les nouveaux vaccins… Le but ultime serait de créer un nouvel ordre mondial, en exterminant une partie de la race humaine pour commencer une nouvelle ère[57].

Soyons précis : ce film n'est pas une théorie du complot, il n'est qu'un élément permettant d'appuyer une telle théorie[58]. N'oublions pas en effet le principe de leur art : « Leur imagination du trompe-l'œil est sans limites car c'est leur véritable métier. »[59]

Plus interpellant : la théorie du complot est de nouveau remise sur la table par des travaux de cinq chercheurs français (virologue, bio-informaticien, physicien, spécialiste des génomes). Ils cosignent une publication dans la revue *Médecine/Sciences*, qui pose une nouvelle fois la question d'un accident de laboratoire que l'on nous aurait caché. Jacques van Helden, professeur de bio-informatique à l'université d'Aix-Marseille, précise que « pour des raisons qui ne sont pas uniquement scientifiques, il y a beaucoup de réticences à formuler cette hypothèse ».

Étienne Decroly, dans un article publié en octobre 2020 dans *CNRS Le journal*, estime également que l'hypothèse d'une fuite

57. Le transhumanisme qui prospère, en particulier aux États-Unis, fait partie de ces théories.
58. Voir Mathieu Alemany Oliver, « Peut-on dire que *Hold-up* est un film complotiste ? », *La Dépêche du Midi*, 26 novembre 2020.
59. Une stratégie est connue depuis la Haute Antiquité : la dissonance cognitive. D'un point de vue cognitif, lorsque notre cerveau n'arrive pas à traiter toutes les informations, il essaye d'aller au plus simple et au plus cohérent. Certains auteurs, comme Laurent Alexandre, champion du transhumanisme et de l'IA, y croient ! Alors la théorie du complot est-elle une fiction ? Certains éléments sont vrais, d'autres possibles, de sorte que – et cela, c'est certain ! – à force de mentir, on ne croit plus personne.

en laboratoire ne devrait pas être écartée. Interrogé par *Le Parisien*, il rappelle que « le SARS-CoV-2 pourrait avoir été cultivé en laboratoire sur des animaux dans le but de comprendre comment ce virus est capable de franchir la barrière d'espèces » et que ceux-ci auraient pu s'échapper…

Alors quelle est la vérité ? Elle sera difficile à découvrir car les enjeux politiques et financiers sont considérables. Ce que l'on peut en tout cas dire avec certitude, c'est que les précédents d'accidents de manipulation sont nombreux. En 1967, le virus Marburg a été identifié en Allemagne et en Serbie : il était lié à des travaux en laboratoire sur des singes verts africains importés d'Ouganda. Ce virus est l'agent causal de la fièvre hémorragique de Marburg, une maladie dont le taux de létalité peut atteindre 88 % ! Dans les années 1970, en Angleterre, le virus de la variole a contaminé plusieurs laborantins, créant une petite épidémie mortelle, heureusement vite jugulée. La pandémie grippale de 1977 est un autre exemple. Il est désormais estimé qu'il s'agissait d'une souche virale collectée dans les années 1950, qui a fuité d'un laboratoire.

Le fait de poser la question d'un accident de manipulation humaine ne devrait donc pas être, en soi, un motif à ranger celui qui la pose parmi les théoriciens du complot. Les médecins et les chercheurs sérieux qui examinent cette hypothèse ne devraient pas subir de pression.

L'adhésion à la vaccination risque d'être freinée par toutes ces errances.

10.
La France a-t-elle perdu la course au vaccin ?

Quand j'étais petit, la catastrophe dont nous avions le plus peur était un conflit nucléaire, raconte-t-il. Mais si quelque chose tue plus de 10 millions de personnes dans les prochaines décennies, ce sera plus probablement un virus hautement contagieux qu'une guerre.

Bill Gates

La campagne de vaccination en France se révèle un échec grandiose. C'est l'histoire de ce naufrage que je voudrais à présent décortiquer.

Rappelons quelques prémices pour commencer. Toutes les menaces virales expliquent le renforcement de la recherche sur les antiviraux et la multiplication du nombre de nouveaux vaccins à l'étude. Ce marché est devenu mondial et représente des bénéfices considérables pour les laboratoires. Cela pose de nombreuses questions compte tenu des intérêts en jeux. En particulier, avoir déchargé les laboratoires en cas de complications secondaires post-vaccinales les rend suspects. N'étant pas responsables de leurs conséquences, ne les ont-ils pas mis trop tôt sur le marché ?

L'OMS essaye d'étendre au maximum la vaccination avec l'aide de Bill Gates, mais son efficacité, les drames et son coût pour la société marquent peut-être ses limites. « Nous avons investi beaucoup dans la dissuasion nucléaire, dit Gates, et très peu dans un système pour endiguer les épidémies. Nous ne sommes pas prêts. »[60]

De nombreux experts travaillent avec les laboratoires. La question de leur indépendance réelle se pose quand ils veulent imposer très vite ces nouveaux vaccins. Les bénéfices financiers sont vertigineux, permettant à certains laboratoires peu scrupuleux de peser sur les décisions des sociétés savantes et de leurs experts grâce à la distribution généreuse de subventions.

La loi sur la transparence est censée prévenir ces conflits d'intérêts en matière d'expertise sanitaire. Elle a mis en place une série de mesures obligatoires et contraignantes, mais elles sont loin d'être suffisantes. Doit-on nous croire pourtant indemnes de toute collusion ? Quand bien même, comment expliquer l'échec de la campagne de vaccination de la population ?

Les nouveaux vaccins à ADN ou à ARNm

Qu'en est-il d'abord sur le plan scientifique ? Des dizaines de candidats vaccins sont à l'étude pour faire face au SARS-CoV-2. Le plus difficile était de déterminer la fraction de son génome qui pourrait donner une bonne immunité sans faire courir le risque d'une facilitation de la maladie.

60. Bill Gates a annoncé en 2006 sa volonté de quitter le monde des affaires pour se consacrer à sa fondation de bienfaisance. Son geste n'a fait que reproduire, à un siècle de distance, celui des grands industriels américains comme Andrew Carnegie et John D. Rockefeller, dont les œuvres caritatives intervenaient sur le territoire américain, puis dans le monde entier, non sans arrière-pensées…

Un bon vaccin devra à la fois stimuler la réponse humorale, sans déclencher d'anticorps facilitants. Si c'était le cas, ces derniers risqueraient au contraire d'aggraver la maladie. Ils devront être bien tolérés. Des dizaines de milliers de volontaires les ont testés dans plusieurs pays avec des résultats très positifs permettant de commencer à vacciner les populations à risque.

Une dizaine de candidats vaccins contre le Covid-19 sont en étude avancée et la recherche s'est accélérée pour finir les essais de la phase 3. Une vaccination a plus grande échelle a commencé car ils semblent bien tolérés et protecteurs. La plupart des pays ont commandé des centaines de millions de doses. Si le virus disparaissait ou mutait, cela les rendrait peut-être illusoires.

Tous ces vaccins se sont portés sur la protéine Spike (S) de sa couronne, qui permet au virus de pénétrer dans les cellules. La Chine a mis au point un vaccin à virus inactivé[61], qui est maintenant diffusé dans les pays du Sud. Les autres pays ont opté pour des techniques inédites. Ce sont les vaccins à vecteurs[62] et à ARNm[63] (qui pourraient également permettre

61. La Chine travaille sur quatre vaccins contre le coronavirus, dont au moins trois sont en phase d'expérimentation sur des humains. Ils pourraient être disponibles pour le grand public prochainement.

62. Le principe est de modifier l'ADN d'un virus utilisé comme vecteur, afin que la personne vaccinée produise une protéine typique du virus (la fameuse protéine Spike). Les géants Sanofi et GSK se sont associés pour un candidat vaccin de ce type, avec le baculovirus comme vecteur. L'Institut Pasteur y travaille aussi avec le virus de la rougeole, mais est retardé par la législation. D'autres pays ont choisi un adénovirus comme véhicule. Jusqu'ici, aucun vaccin de ce type n'a jamais été commercialisé, mais la Russie dit y être parvenu et a commencé une vaccination sur des milliers de volontaires avec son Spoutnik V.

63. Le virus du Covid-19 est un virus à ARN, c'est-à-dire qu'il a besoin de la cellule pour se propager. Dans notre organisme, l'ARN messager (ARNm) transmet l'information génétique commandant la synthèse des protéines. Un virus à ARN présente à nos cellules un message « pirate » et force l'organisme à produire des protéines permettant sa réplication. Les vaccins à ARNm usent

de développer des vaccins destinés à prévenir d'autres maladies infectieuses).

Vaccination et transparence des autorités

L'Agence européenne des médicaments (EMA), une agence qui, comme son nom l'indique, a pour mission d'autoriser et de contrôler les médicaments dans l'Union européenne, a éclairé la Commission européenne, qui a donné le feu vert final à la commercialisation des vaccins.

Il faudra cependant attendre au moins six mois pour commencer à en voir les effets. Nous y serons rapidement puisque de nombreux pays ont commencé leur campagne de vaccination dès décembre 2020. Ce sera peut-être le salut, mais la vaccination est difficile et complexe à organiser. En France, une consultation des autorités compétentes a été menée par la HAS. Celle-ci promet une information transparente. La vaccination contre le Covid-19 ne devrait pas être obligatoire, car ce serait contre-productif, mais le législateur est sournois et trouvera les biais pour l'imposer – je vais y revenir un peu plus loin.

Mener une telle campagne de vaccination implique notamment de rendre publiques les données scientifiques disponibles

---

d'une stratégie similaire. Ce type de vaccin est ainsi constitué d'un ARNm codant pour la protéine S (Spike) du SARS-CoV-2. Cet ARNm est inséré dans des nanoparticules qui sont ensuite injectées aux patients. Les pseudo-particules virales, mimant l'enveloppe du virus, sont des particules ne comportant aucun matériel génétique, donc incapables de se multiplier ni de modifier le génome. Ces vaccins permettent la production d'anticorps, mais n'induiraient pas de mémoire de l'infection. (Voir Fernando Polack et *al.*, «Safety and Efficacy of the BNT162b2 mRNA Covid-19 Vaccine», *New England Journal of Medicine*, 10 décembre 2020, accessible en ligne). Moderna a dit faire encore mieux que Pfizer et a obtenu aussi son agrément. Ces laboratoires ont commencé à les fabriquer et des doses importantes ont été commandées par les États-Unis et par l'Union européenne.

au sujet de l'efficacité et de la sécurité des vaccins, avant mais aussi après leur mise sur le marché. Les professionnels de santé devront jouer un rôle central dans l'information, la vaccination elle-même et le suivi des personnes pour son succès. Une transparence totale sur la gestion des stocks et sur les contraintes garantira que l'allocation des vaccins entre les citoyens soit équitable. Un élargissement des compétences vaccinales des infirmiers et des pharmaciens aiderait à atteindre une couverture vaccinale optimale dans les populations ciblées.

Vaccination et confiance de la population

Le Pr Alain Fischer en charge de son organisation a déclaré :

« L'élément essentiel, c'est d'assurer que ces vaccins, le jour où on pourra commencer à les administrer à nos concitoyens, ont été validés comme étant raisonnablement sûrs et efficaces. »

Il faudra du temps pour que cette « balance entre les bénéfices et les risques soit extrêmement favorable ».

La confiance a, en effet, été ébranlée avec l'échec de la vaccination contre le H1N1, qui n'avait pas fait participer les médecins. Surtout, on ne nous dit pas tout sur ses risques éventuels. Les arguments des « antivax » se font fortement entendre, et le lecteur intéressé trouvera en annexe 4 une présentation de l'état actuel de la vaccination et du débat sur sa dangerosité.

La confiance est essentielle, pourtant, puisque pour avoir un impact sur la circulation du virus, il faudrait vacciner 60 à 70 % de la population. Alors, au risque d'être traité de complotiste, posons les vraies questions. Le Covid-19 mute tout le temps, les vaccins seront-ils efficaces également contre les variants ? Et surtout seront-ils sans danger ? Éviteront-ils les formes graves ? Le vacciné restera-t-il contaminateur ?

L'épidémiologiste Arnaud Fontanet est, parmi d'autres, très prudent sur les risques de ce vaccin. Le problème de la thérapie génique vaccinale se pose en particulier. Depuis un certain nombre d'années, on sait qu'une petite partie de notre patrimoine génétique est d'origine virale (8 à 10 %). Cela pose donc nécessairement la question d'une interaction possible avec le messager. Une «rétrotranscription naturelle», au sein de nos cellules, c'est-à-dire une inclusion dans notre patrimoine génétique, serait-elle possible malgré l'absence de rétrotranscriptase dans le Covid-19 lui-même? Aucune étude n'a été réalisée sur les conséquences de l'incorporation, dans le génome du vacciné, des brins d'ARNm qui sont injectés par des vaccins géniques. Les éventuelles conséquences à moyen et long terme sont inconnues[64]. Enfin, il faudra attendre plusieurs mois pour savoir si leur efficacité est réelle avec les mutants et s'ils évitent les formes graves sans trop d'effets secondaires. En janvier 2021, il apparaît que les variants se multiplient et il n'est pas certain que les vaccins nous en protègent car l'immunité est médiocre. Ainsi des dizaines de malades déjà contaminés ont attrapé le nouveau variant. Il faudra, même vacciné, continuer de se protéger d'autant que les vaccinés risquent de rester transmetteurs. Gardons cependant espoir dans les vaccins à ARNm car ils sont rapides à reprogrammer. Mais que l'on dise aussi à la population qu'il est licite et non complotiste de poser ces questions[65].

---

64. Voir, par exemple, Robin Cisnero, «Pourquoi je ne me ferai pas vacciner», *France-Soir*, 21 décembre 2020.
65. «C'est l'arme suprême du politiquement correct lorsqu'il est attaqué, contesté, déconstruit. Le mot qui interdit toute analyse iconoclaste, qui regarde ce qu'il y a derrière le rideau du discours dominant», déclarait Éric Zemmour lors d'une interview.

Vaccination : histoire d'un naufrage

La stratégie vaccinale adoptée par la France explique le retard pris pour la vaccination[66]. Aucun centre n'a été installé et l'on manque de congélateurs pour conserver les vaccins. L'Allemagne, début janvier, vaccinait 20 000 personnes par jour, la France 50 ! Près de 400 « vaccinodromes » fonctionnent outre-Rhin pendant que, dans l'Hexagone, les premiers centres de vaccination n'ouvriront pas en ville « avant début février », a annoncé Olivier Véran. « Ce ne seront pas des "vaccinodromes" géants nécessitant des kilomètres de déplacement, mais, à terme, des lieux en grande proximité dans nos communes », a-t-il ajouté. Demain, on rasera gratis ! On a l'impression de revivre un jour sans fin... Décidément, il n'y aura pas une seule erreur qui n'aura pas été commise !

Ce retard est lié, comme pour les masques, aux nombreuses structures qui pilotent la stratégie vaccinale française, aux retards des commandes et à la bureaucratie qui paralyse tout le système de soins. Comme pour les masques, rien n'a donc été organisé pour distribuer les vaccins qui ne se conservent que cinq jours une fois sortis du congélateur spécial nécessaire (conservation à moins 70 °C).

Mais peut-être attend-on le « vaccin français » de Sanofi, qui ne sera pas prêt avant la fin de 2021 ? La réalité, en fait, est que le gouvernement ne dispose pas des doses de vaccins annoncées. Cela explique la lenteur de la campagne de vaccination. Pour ne pas susciter la polémique, l'État dit assumer cette politique de lenteur, arguant le fait de « donner le temps de faire

66. Voir Caroline Coq-Chodorge et Antoine Rouget, « Campagne de vaccination : l'histoire d'un naufrage », *Médiapart*, 6 janvier 2021.

les choses bien en termes de sécurité, d'efficacité, d'organisation et d'éthique avec le consentement», selon les mots d'Alain Fischer, le Monsieur vaccin d'Emmanuel Macron.

En attendant, quelques centaines de Français ont été vaccinés en début d'année contre des millions dans d'autres pays. 516 personnes étaient vaccinées très exactement au 1er janvier 2021, selon le ministère de la Santé. C'est une campagne au compte-gouttes car, en France, elle nécessite une visite pré-vaccinale pour déceler d'éventuelles contre-indications et recueillir, au nom du principe de précaution, le consentement éclairé des personnes.

En comparaison avec d'autres pays européens, il n'y a que la Belgique et la Hollande qui sont derrière nous ! Le porte-parole du gouvernement, Gabriel Attal, annonçait une accélération de l'arrivée des doses chaque semaine et un renforcement des moyens pour les transférer aux Ehpad. Mais ce sont des mots, car on n'avait alors reçu que 500 000 doses supplémentaires ! De plus, les Ehpad n'ont pas les congélateurs pour conserver le vaccin. La logistique de la chaîne du froid n'est pas en place. Enfin, on voit mal comment recueillir le consentement éclairé des pensionnaires compte tenu de leur état cérébral.

À ce rythme, «les calculs laissent envisager qu'il faudrait 3 000 ans pour être vaccinés», a regretté, le 3 janvier sur BFM TV, le Pr Bruno Megarbane, chef du service de réanimation médicale et toxicologique de l'hôpital Lariboisière (AP-HP). L'objectif de vacciner 5 à 10 millions de Français d'ici mars 2021 semble donc bel et bien utopique. Pour tenter d'étouffer la polémique, le gouvernement a annoncé avoir commencé de vacciner le 4 janvier les soignants, ainsi qu'une accélération de l'arrivée des doses et un renforcement des moyens pour les transférer aux Ehpad. La présidente du collège de la HAS, Dominique Le Guludec, a assuré que le choix de commencer la campagne de vaccination par les Ehpad était justifié par le fait que ces établissements représentaient 30 % des décès de la Covid-19. Peut-être, mais le rythme est trop lent. Il est bien dommage que l'on n'ait pas donné la priorité aux volontaires! Les Allemands, par exemple, ont un champ plus large en ciblant d'autres populations, car ils ont commandé plus de vaccins en s'y prenant très tôt…

Vu la lenteur française, l'effet des vaccins devrait commencer à se voir au printemps pensent nos lumineux décideurs. Ils parlent peut-être des effets secondaires et non de l'impact sur l'épidémie! Comme si cela ne suffisait pas, on a ajouté au mammouth administratif, 35 Français, tirés au sort pour donner un avis... avant l'été... C'est encore un comité Théodule, une perte de temps! Comble de l'incurie de notre suradministration, la société McKinsey a été chargée par Olivier Véran d'organiser la campagne de vaccination en France. Elle est dirigée, à Paris, par Victor Fabius, fils de Laurent, et est très liée à la Fondation Gates! Cela risque d'être un « *vaccin gates* ». À ce rythme, on va à la catastrophe.

La France fait-elle moins bien que les autres ?

La France aura donc tout raté, avec le début de la vaccination comme avec la pénurie de masques et le confinement. Et l'on peut dire que la France fait moins bien que plusieurs de ses voisins. Le lecteur qui le souhaite trouvera en annexe 5 une comparaison de plusieurs systèmes de santé dans le monde et des réactions face à la pandémie. La France, elle, n'était pas préparée à cette pandémie avec des hôpitaux qui travaillaient déjà à flux tendu avec la T2A et les fermetures de lits.

Nos grands penseurs ont voulu copier ce qui semblait marcher dans les autres systèmes de santé, ici ou là, mais sans aucune ligne directrice. On aurait mieux fait de copier, pendant la pandémie, la discipline asiatique! La France lorgne ainsi vers les pays nordiques et la Grande-Bretagne. Avec le recul, on constate que ces systèmes sont eux aussi mis en échec[67]. Pour la Covid, on peut conclure à la vue des résultats de ces pays que la mortalité globale n'a pas de lien réel avec les confinements. Le nombre de cas, lors de ces différentes vagues, dépend avant tout de la saisonnalité avec une explosion dans les hémisphères où la température descend en dessous de 10 °C en moyenne. Ainsi, dans l'hémisphère Sud, la pandémie est en train de régresser, mais reviendra-t-elle à la fin de leur saison d'été?

Au moins trois variants sont arrivés en Europe et diffusent. Cela pose de nouvelles questions car les mutations portent sur «Spike». En conséquence, les vaccins risquent d'être moins efficaces.

Un État devenu autoritaire?

Si je reviens à présent en France, c'est hélas pour constater que les mesures qui s'amoncèlent chez nous témoignent d'une

67. Il y a eu un événement positif dans cette crise, que je voudrais souligner en citant une pensée de Pasteur: «La science n'a pas de patrie parce que le savoir est le patrimoine de l'humanité, le flambeau qui éclaire le monde.» La mise au point des vaccins grâce à une coopération internationale en est la dernière démonstration.

dérive autoritariste des décideurs de l'État. Car qu'observe-t-on actuellement en France dans le domaine de la santé ? Des décisions qui sont prises verticalement, sans débat. Or, la verticalité de l'autorité doit reposer sur la justice et la vérité, sinon cela vire à la dictature[68]. Nous sommes dirigés par un microcosme qui possède désormais tous les pouvoirs avec l'état d'urgence sanitaire. Ne pouvant imposer la vaccination à tous, l'État légifère pour la rendre quasiment obligatoire, mais de façon déguisée. Un projet de loi sera ainsi soumis au Parlement en janvier 2021 qui, *de facto*, contraindra sans le dire expressément les Français aux vaccins, la loi 3714, article 1, alinéa 39 :

« Le Premier ministre peut, le cas échéant dans le cadre des mesures prévues aux 1° à 5°, subordonner les déplacements des personnes, leur accès aux moyens de transport ou à certains lieux, ainsi que l'exercice de certaines activités à la présentation des résultats d'un test de dépistage établissant que la personne n'est pas affectée ou contaminée, au suivi d'un traitement préventif, y compris à l'administration d'un vaccin, ou d'un traitement curatif. »

Pour la commission des lois du Sénat, il n'est pas acceptable que de telles décisions soient prises par décret, sans jamais être débattues au Parlement. Ce dernier n'étant qu'« informé », selon le projet de loi.

« Le maintien en isolement des personnes contaminées, ou la mise en quarantaine de cas contacts représente une privation de liberté telle qu'elle doit être examinée par le Parlement. »

Que feront le Sénat et le Conseil d'État face à ce projet stalinien ? La mort de plus de 60 000 personnes déclenchera-t-elle

68. Voir Bertrand Soubelet, *Sans autorité, quelle liberté ?*, Éditions de l'Observatoire, 2017.

d'autres critiques sur la gestion de cette crise ? Où va-t-on s'arrêter si d'autres acteurs étiquetés « complotistes » arrivent à ouvrir la boîte de Pandore.

Compte tenu de l'arrivée de nouveaux variants, l'état d'urgence va être prolongé. Instauré par décret, mais obligatoirement prolongé à l'aide d'une loi[69], il permet de restreindre certaines libertés publiques et de fixer les sanctions en cas de non-respect de ces mesures. Il est la base du confinement et du couvre-feu national à 18 heures. Il autorise aussi les interdictions de déplacement, de rassemblement ou d'ouverture des établissements. Son article 10 donne actuellement à l'exécutif la possibilité de gouverner par ordonnances.

En période électorale, il va déclencher un tollé dans les oppositions et au Sénat.

Face à toutes ces obligations imposées aux citoyens, sans aucune concertation ni débat, l'État continue de se dispenser de protéger les Français. Il en est ainsi de l'usage excessif des produits toxiques, des plastiques et des polluants à l'origine de maladies cardiovasculaires, respiratoires, beaucoup plus mortelles que la Covid. Avec le développement des maladies auto-immunes et des cancers, cela entraîne chaque année beaucoup plus de décès. Malheureusement, les intérêts économiques et industriels sont trop puissants pour que l'on puisse revenir en arrière. Et lorsque l'on observe ce développement de nouvelles maladies, ce n'est pas seulement à l'intérêt des laboratoires auquel on pense, car on en vient même à se demander si ce n'est pas un moyen commode pour l'État d'intensifier son

69. Loi n° 2020-1379 du 14 novembre 2020 autorisant la prorogation de l'état d'urgence sanitaire et portant diverses mesures de gestion de la crise sanitaire.

contrôle sécuritaire et… d'économiser sur les caisses de retraite. Le lecteur intéressé par cette question des nouvelles maladies trouvera une explication en annexe 6.

11.
Comment les énarques ont tué la meilleure médecine du monde ?

Ne jugeons pas l'ENA sur son recrutement, mais sur sa performance. L'institution forme des administratifs qui n'ont aucune compétence poussée, ni en droit, ni en finance, ni en économie.

Jean-Pierre Robin

Considérant la détérioration de notre médecine humaniste, je me suis de plus en plus souvent posé cette question : « Y a-t-il réellement un pilote dans l'avion ? » En tout cas, vu les décisions qui vont toujours dans le même sens, plus d'administrateurs et moins de soignants, je suis au moins certain de la direction tracée par l'avion : mettre toute la santé sous le contrôle de l'État.

Depuis les ordonnances Juppé de 1996, l'État a en effet pris entièrement le contrôle de la santé et a fait des Français des assistés. À partir de là, le scénario du crash est en place. Après avoir augmenté de façon insupportable les cotisations et créé de nouveaux impôts, il ne restait plus qu'à diminuer le nombre de médecins. À présent, le moindre grain de sable va bloquer le système, *a fortiori* une pandémie.

Dans ce chapitre, c'est cependant moins la tour de contrôle elle-même que les contrôleurs qui vont nous intéresser. Qui sont-ils ? Des hauts fonctionnaires, souvent issus de l'ENA.

Ces hauts fonctionnaires ne sont pas seulement comptables d'un bilan financier catastrophique, comme nous l'avons vu, mais ils le sont aussi d'une gestion concrète calamiteuse. Prenons la crise de la Covid. En janvier 2020, les organismes de l'État avaient en main tous les éléments pour prendre les bonnes décisions. Au nom du principe de précaution, les masques et les tests auraient dû être distribués à tous les soignants, et les aéroports auraient dû être fermés. Simplement ça, tester les arrivées et isoler les passagers aurait déjà permis de mieux contrôler l'épidémie. Mais rien n'a été fait. À qui la faute ? À l'incurie administrative et à la multiplication des intervenants de la haute fonction publique qui ont paralysé tout le système de commandement. Les hauts fonctionnaires devraient y réfléchir. Et il n'y a pas que la célèbre ENA pour les former. D'autres viennent de l'École polytechnique (X), de l'École nationale de la magistrature (ENM), de l'École des hautes études en santé publique (EHESP) ou de l'Institut national des études territoriales (INET). Le bilan qui va suivre les concerne tous.

L'État profond

En France, les hauts fonctionnaires restent en place malgré les alternances politiques. Ils sont les « inamovibles de la République »[70]. S'ils dérangent, ils sont promus à de plus

70. Chloé Morin. *Les Inamovibles de la République*, La Tour-d'Aigue, Éditions de l'Aube, 2020.

hautes sphères. Certains auteurs les regroupent aujourd'hui sous la catégorie d'« État profond »[71]. Leur inamovibilité les rend souvent plus compétents que les membres itinérants des cabinets ministériels. Les ministres, même s'ils le voulaient, auraient du mal à contrecarrer leur vision.

Si l'État intervient directement dans le financement de la santé publique, il intervient aussi directement dans l'organisation de l'offre sanitaire et médico-sociale. À ce titre, les ministères chargés des Solidarités et de la Santé, de l'Action et des Comptes publics assument un éventail de responsabilités toujours plus grand. Bien sûr, lors de la mise en œuvre de chaque nouvelle politique de santé publique, le but de protéger les populations est mis en avant. Mais, à chaque fois, le contrôle central sort renforcé de la gestion d'une crise. Qu'il s'agisse de prévenir des menaces sanitaires ou d'améliorer l'état de santé de la population, d'endiguer les maladies chroniques ou de lutter contre les risques infectieux ou environnementaux, tout est bon pour s'emparer de tous les leviers. Une fois ces leviers pris en main, les ministères s'appuient sur les agences sanitaires.

Une armée d'acronymes barbares

À ce niveau, nous sommes en face d'un mastodonte administratif. Les 1 440 agences de l'État emploient près de 450 000 personnes et coûtent chaque année plus de 50 milliards.

71. Concept forgé par Peter Dale Scott dans *Deep Politics and the Death of JFK*, Berkeley-Los Angeles, University of California Press, 1993. En français, voir Alain Peyrefitte, *Le Mal français*, Paris, Fayard, 2006, ou Laurence Potier-Le Panse, *L'État profond qui dirige le monde : De 1945 à Donald Trump*, accessible en ligne.

On ne sait pas combien coûtent celles consacrées à la seule santé, ni combien de salariés elles occupent. Ce qui est certain, c'est qu'il s'agit d'un empilement bureaucratique d'acronymes barbares, qui se multiplient comme les virus et qui vont à l'inverse du but qui devrait être recherché : la sécurité. Nos agences de santé n'ont aucune stratégie, mais analysent et publient des montagnes de rapports sans que des décisions soient prises. Face à ce mastodonte administratif, comment ne pas se demander où est l'État stratège[72] ? Comment ne pas vouloir rappeler cette évidence : ce n'est pas la structure qui soigne, mais les soignants !

Voici une énumération, probablement non exhaustive, aussi rébarbative qu'effrayante, des agences et organismes touchant à la santé : Direction générale de l'offre de Soins (DGOS), Direction générale de la santé (DGS), Observatoire de la régionalisation, Agence nationale d'appui à la performance des établissements de santé et médico-sociaux (ANAP), École des hautes études en santé publique (EHESP), Direction de la recherche, des études, de l'évaluation et des statistiques (DREES), Haute Autorité de lutte contre les discriminations et pour l'égalité (HALDE), Établissement de préparation et de réponse aux urgences sanitaires (EPRUS), Haute Autorité de santé (HAS) et collège de la HAS, Agence nationale du développement professionnel continu (ANDPC), Comité économique des produits de santé (CEPS), Institut national de la santé et de la recherche médicale (INSERM), Centre national de la recherche scientifique (CNRS), Agence nationale de santé publique…

---

72. Cette situation est parfaitement décrite par un grand militaire dont on commence à parler comme recours, Pierre de Villiers, dans *L'Équilibre est un courage*, Paris, Fayard, 2020.

Last but not least, il faut bien entendu leur ajouter le conseil scientifique créé pour faire face à la Covid, sur lequel j'aurai l'occasion de revenir dans le chapitre 9. Pour les autres, le lecteur intéressé trouvera en annexe 7 une présentation de chacune d'elles. Car j'épargne ici le résumé de leur objet, l'analyse de leurs superpositions et de leur vacuité ; je rappelle seulement que toutes ces agences, toutes ensemble, ont été incapables de simplement fournir des masques et des tests à la population…

Avec toutes ces agences qui se contredisent, doublonnent et coûtent cher, les fraudes sont légion. Un rapport du Pr Olivier Claris conclut que, pour mieux les contrôler, il faudrait médicaliser les directions hospitalières et les ARS. Avec un pouvoir bicéphale, selon moi, ce serait pire !

La caste des énarques

La protection collective serait l'apanage de l'État, selon les élites administratives qui le gouvernent. De mon côté, je pensais naïvement que c'était celle des médecins… Mais sans doute ai-je tort si je considère que, depuis les années 1970, le rôle des hauts fonctionnaires et des énarques explique bel et bien les ratés de cette protection collective. Ils sont partout, multiplient des agences et les fonctions administratives qui empêchent les médecins de soigner librement. Faut-il croire que les politiques n'aiment pas les médecins parce qu'ils sont plus éduqués qu'eux et que, malgré leur pouvoir, ils seront un jour obligés de se déshabiller devant eux et de se soumettre à leur diagnostic ? Je ne sais. En attendant ce jour-là, en tout cas, ils ne comprennent pas ce qu'est un médecin.

Les grandes crises de la santé sont le fruit de l'absence de décisions des politiques pour les prévenir et la conséquence d'une cascade de mauvaises mesures. Des réformes ont été dignes d'Ubu. Toutefois, une constante demeure : la pensée unique des énarques qui veut museler les médecins et qui, peu à peu, impose de les former dans le même moule pour éliminer les fortes têtes et aboutir à un système normatif.

Cette caste s'est arrogé trop de pouvoir en pénétrant tous les rouages de l'État. Elle est pourtant totalement incompétente dès qu'il s'agit de la vie de l'hôpital. Isabel Marey-Semper, présidente du jury de l'ENA, commentant le rapport qu'elle a remis au Premier ministre en janvier 2020, déclare :

« Ces jeunes gens sont excellents en droit public, finances publiques, macro-économie, mais ils voient surtout le secteur privé comme une source de financement de l'action publique par les recettes fiscales. »

L'État, conseillé par cette caste, pense depuis longtemps qu'il y a trop de médecins et qu'ils sont responsables des déficits. Tracasser les médecins libéraux semble le plus grand plaisir de l'énarchie. Ils pensaient hier que les médecins étaient peu utiles ; ils pensent aujourd'hui que le salut viendra de l'IA et des assistants médicaux. Sur ce point, la pensée des énarques est restée la même au fil des alternances politiques : moins de médecins égale moins de dépenses. C'est dans cette perspective qu'ils ont pesé pour que soit mis en place un *numerus clausus* (NC). Son objectif était de limiter le nombre de prescripteurs afin, dans l'esprit torturé des conseillers, d'alléger les dépenses. Échec total ! Les assurés sociaux sont directement ordonnateurs de dépenses financées par la collectivité. Il n'y a dès lors aucune raison pour qu'un équilibre spontané s'établisse. Les dépenses ne peuvent que croître, car elles dépendent de la situation épidémiologique, du vieillissement de la population, de l'évolution des techniques, des pratiques médicales et du comportement des patients comme de celui des professionnels de santé.

Les trente piteuses années de réformes

«Mais arrêtez donc d'emmerder les Français! Il y a trop de lois, trop de textes, trop de règlements dans ce pays! On en crève!» George Pompidou a prononcé cette phrase du temps de son passage à Matignon, en 1966. Il tempêtait sur l'un de ses chargés de mission venu le voir avec une montagne de décrets à signer. Cet énarque était Jacques Chirac, jeune fonctionnaire de 34 ans qui venait d'entrer en politique. «Laissez vivre les Français un peu et vous verrez que tout ira mieux! Foutez-leur la paix ! Il faut libérer ce pays!» Il ne fut pas écouté.

Pour comprendre les raisons de la descente aux enfers de notre système de santé, il faut remonter aux années 1970, période à laquelle sont imaginés le *numerus clausus* et les contraintes pour geler les dépenses de santé. À la sortie des Trente Glorieuses, ce sont trente piteuses années de réformes qui vont s'abattre sur notre système de santé.

De Pompidou à Giscard: paralyser la médecine

Il est important de se rappeler le contexte économique. En octobre 1973, au moment de la guerre du Kippour entre la Syrie, l'Égypte, la Jordanie, d'un côté, et Israël, de l'autre, les pays arabes utilisent l'arme du pétrole en établissant un embargo contre les pays occidentaux. Résultat: les cours du pétrole brut quadruplent. Ce sera la dernière année où la France aura un budget à l'équilibre. En janvier 1979, la chute du Shah, puis le début de la guerre Iran-Irak en septembre 1980 entraînent le retrait du pétrole iranien du marché. Les prix remontent, provoquant le deuxième choc pétrolier. Le chômage se développe, aggravant les déficits et pesant sur les recettes sociales.

À partir de la fin des années 1970, ces contraintes économiques ont fini par atteindre la protection sociale du fait du ralentissement de la croissance. C'est dans ce cadre qu'est née l'idée géniale des énarques de la maîtrise comptable des dépenses de santé. Ou plutôt le prétexte pour s'attaquer au pouvoir médical jugé trop dépensier.

L'une des traductions de cette idée géniale est la loi du 3 juillet 1971. Le législateur, sous l'influence des énarques et des hauts fonctionnaires, confie alors aux organismes d'assurance maladie et aux syndicats des professionnels de santé le soin d'établir les règles d'organisation et de régulation de la médecine de ville. La médecine libérale relève ainsi d'un régime très encadré, qui détournera à terme les jeunes d'installer leur cabinet.

Sous Giscard, Jacques Barrot joua un rôle trouble en portant les lois qui accélérèrent une étatisation de la santé jusqu'alors sournoise. Ce fut l'époque des premières manifestations retentissantes. Depuis, les conflits se sont multipliés. La liste est longue et les décrire remplirait des centaines de pages. On peut les résumer ainsi : « Météo tempétueuse, bourrasques incertaines se renforçant en tornades. » Je ne reprends ici que quelques mesures exemplaires.

De Mitterrand à Chirac : réduire les effectifs

Dans les années 1980-90, l'État, sous la houlette de François Mitterrand, d'Édith Cresson et des énarques, continue de penser qu'il y a trop de médecins. Ainsi, Jaques Ralite, ministre communiste, marque son passage en voulant supprimer le secteur privé à l'hôpital. En 1982, il veut lancer des centres de santé publics où travailleraient ensemble médecins et paramédicaux. Mais la communauté médicale libérale n'en veut pas. La gauche ne recule pas. L'activité libérale est finalement supprimée à l'hôpital, une mesure que Jacques Chirac rétablit trois ans plus tard de crainte d'une vague de démissions.

Avant le *numerus clausus*, on formait en moyenne 12 000 médecins par an. Ce nombre a été resserré progressivement pour descendre à 3 500, puis maintenu à ce niveau. C'est à Bruno Durieux, ministre de la Santé sous Mitterrand, que l'on doit ces chiffres : 3 750 en 1991 et 3 500 en 1992-3. Il admet aujourd'hui, mais un peu tard, avoir trop resserré le *numerus clausus* : « On a dit que l'on voulait réduire le nombre de médecins par le *numerus clausus*, sauf que ce type d'actions centralisées a un effet retard de dix ans. » Depuis cette date, la population française a vieilli et a considérablement augmenté, ce qui nécessite plus de soins... donc plus de soignants.

J'en viens aux ordonnances de Juppé, en particulier celle du 24 avril 1996 portant réforme de l'hospitalisation publique et privée. Ces ordonnances, toxiques, créent l'objectif national des dépenses d'assurance maladie (ONDAM), c'est-à-dire que le montant prévisionnel des dépenses sera dorénavant établi annuellement. L'État s'empare ainsi définitivement des leviers de la santé. L'ONDAM fixe en effet chaque année le montant des dépenses remboursées par l'ensemble des régimes d'assurance maladie. Tout y est englobé, les soins de ville comme les dépenses d'hospitalisation, mais en sont exclus les frais non couverts par l'assurance maladie, tels le ticket modérateur et les dépassements d'honoraires médicaux.

En outre, autre conséquence des ordonnances Juppé, nos fameuses agences fixent à présent des normes pour accréditer les établissements, ce qui entraîne la fermeture des petits hôpitaux et de nombreuses cliniques privées. Ces fermetures de cliniques performantes et de dimension humaine a pour but non avoué de sauver les hôpitaux...

Jacques Barrot, de retour en 1997, incite au départ en préretraite des médecins libéraux à l'âge de 56 ans, en fixant dans un décret le mécanisme de cessation d'activité anticipée et en mettant en place une prime de cessation d'activité (MICA).

On le voit, les alternances politique ne changent rien, car la pensée des énarques n'est ni de droite ni de gauche : elle est dogmatique. Avec le retour des socialistes, Lionel Jospin comme Premier ministre se laisse donc convaincre du passage aux 35 heures pour les soignants, sans augmenter le nombre d'étudiants dans les écoles d'infirmières, ce qui tue l'hôpital.

Quant au « French Doctor », Bernard Kouchner, il donne son nom à la loi du 4 mars 2002 relative aux droits des malades et à la qualité du système de santé. Cette loi entraîne une multiplication des procès contre les médecins et une explosion des coûts de l'assurance responsabilité civile professionnelle (RCP). En supprimant le concours de l'internat des hôpitaux (qu'il a raté), Kouchner sonne le glas de ce qui faisait la qualité du système de santé, l'élitisme.

S'ensuit une réforme inepte des études médicales. Son but : encore et toujours limiter le nombre d'étudiants en médecine. À partir des années 2000, un concours d'entrée aux études médicales est ainsi organisé en fin de première année d'études, la première année commune aux études de santé (PACES). On sera médecin ou non, sur un coup de dé, puisque 83 % des étudiants sont éliminés à ce stade sur des critères des plus discutables, ne faisant pas appel au raisonnement mais au simple bachotage.

Toujours plus de couverture

De nouvelles lois vont grever les budgets santé tout en apportant plus de contraintes. Et surtout toujours plus de couvertures sociales, avec la couverture maladie universelle (CMU), remplacée en 2016 par la protection universelle maladie (PUMA). L'objectif est de simplifier et de moderniser l'ensemble des démarches, mais aussi d'ouvrir des droits à l'assurance maladie à toutes les personnes qui en étaient dépourvues. Désormais, il suffit de résider en France de manière stable au moins trois mois à l'ouverture des droits, puis au moins six mois par an, pour voir s'ouvrir des droits à vie à la PUMA. Les abus sont légion et sources de conflit…

Le sommet est atteint avec l'aide médical d'État (AME). Ce dispositif permet aux étrangers en situation irrégulière résidant en France (métropole et DOM – hors Mayotte) de bénéficier à titre gratuit d'une prise en charge intégrale de leurs soins de santé, dans la limite des tarifs de base de la Sécurité sociale. Depuis sa création, en 2000, sous le gouvernement de Lionel Jospin, le coût de l'AME a été multiplié par cinq pour atteindre plus d'un milliard d'euros. Créée pour venir en aide aux cas d'urgences, elle permet certes aux clandestins en grande détresse d'être pris en charge, mais il est reproché à ces dispositifs d'être trop attractifs et d'être une « pompe aspirante pour les émigrés ». Depuis quelques années, l'AME a en effet été détournée de son objectif et contribue désormais à encourager l'immigration illégale, l'essor de réseaux mafieux et le trafic de médicaments. Une discussion est en cours au Parlement pour rendre ce système moins coûteux et moins attractif. Les dérives sont nombreuses, allant même jusqu'au remboursement de prothèses mammaires !

De Sarkozy à Macron : rien ne bouge

Faire bouger les lignes est encore un faux espoir de Nicolas Sarkozy, car les énarques veillent. Notre comité Santé et modernité a été fondé pour soutenir sa candidature à l'élection présidentielle. Nous avons organisé une réunion à l'Assemblée nationale, le 12 mars 2007, avec les professeurs Christian Cabrol et Denys Pellerin, célèbres chirurgiens, et des députés et sénateurs. Cette réunion a été suivie par une publication sur la santé intitulée *Idées et recommandations*. Selon nous, seule une simplification administrative et un libéralisme humain pouvait encore sauver notre système de santé. Ces recommandations, publiées en mai 2007 dans un manifeste signé par Jean Waterkeyn, Henri Joly et moi-même, sont restées lettre morte. La promotion Valmyde l'ENA arrivait aux manettes pour empêcher ce tournant libéral. J'ai eu par la suite l'occasion de rencontrer les conseillers au pôle social de l'Élysée. Ce fut un dialogue de sourds. Cela explique peut-être le fait que les deux tiers des médecins libéraux se soient détournés de Nicolas Sarkozy lors de sa tentative de réélection.

Un ministre, pourtant, a essayé de se démarquer de l'influence des énarques, mais il fut remplacé par leurs hommes de main : Philippe Douste-Blazy fut un des plus efficaces ministre de la Santé en entamant la réforme de l'assurance maladie en douceur. Mais il fut vite remplacé par des ministres antilibéraux comme Xavier Bertrand et Roselyne Bachelot. La désertification et la crise des hôpitaux continuèrent donc de prospérer.

Suite à la victoire de Hollande, avec la nouvelle alternance arrive Marisol Touraine, déjà accompagnée de Jérôme Salomon et d'Olivier Véran. La loi Touraine, et les décisions qui suivent quand Emmanuel Macron devient président désorganisent encore plus l'offre de soins. Agnès Buzyn suit, en effet, la même ligne que Marisol Touraine quand elle lui succède, toujours affublée du même directeur toxique à la santé pour gérer les stocks. Ces nouveaux acteurs vont s'appuyer sur les mêmes hauts fonctionnaires pour préparer la loi « Ma Santé 2022 », sur laquelle je vais m'arrêter dans le chapitre suivant.

12.
Que craindre de « Ma Santé 2022 » et du Ségur ?

Quand un gouvernement se trompe, il n'a qu'une solution : persévérer dans l'erreur.
André Frossard

Le replâtrage de la santé, entamé par Emmanuel Macron avant la Covid, n'était qu'un mirage. « On ne change ni ne réforme pas les États avec une conduite molle ; il faut des mesures extraordinaires et de la vigueur », dit Napoléon[73]. Se référer à Napoléon, me rétorquera-t-on, n'est pas bienvenu quand on s'adresse à un mouvement, La République en Marche (LREM), qui se revendique du progressisme et prétend s'opposer à la fois aux nationalistes et aux populistes qu'elle assimile aux réactionnaires. S'il suit effectivement cette ligne progressiste des partis radicaux et du centre, qu'il n'oublie pas alors la formule du grand ancêtre de ce courant, Léon Gambetta : « Quand la France aura fait entendre sa voix souterraine, croyez-le bien, messieurs, il faudra se soumettre ou se démettre ! »[74] On me demandera sans doute d'être encore plus mesuré et, par exemple, de me satisfaire de la définition de la ligne politique de LREM proposée par le politologue Jérôme

73. Lettre au roi de Naples, 30 juillet 1806.
74. Discours à Lille, 15 août 1877.

Sainte-Marie : un dépassement du clivage gauche-droite qui épouse certains aspects du libéralisme. Très bien. Mais force est alors de constater que le parti du président se montre pour la médecine étatiste et antilibéral ! Avec leur politique, on finira par tuer les deux systèmes, hospitalier et libéral.

La première figure de LREM dans le domaine de la santé, fut bien sûr l'ancienne ministre, Agnès Buzyn. Elle a séduit à son arrivée en défendant bec et ongles l'extension de trois à onze vaccins pédiatriques obligatoires, malgré les oppositions, et pas seulement des « antivax ». Les épidémies de varicelle et de rougeole semblent lui donner raison. Cependant, les grèves des urgences depuis mars 2019 et la levée en masse des soignants ont mis en exergue la désorganisation de tout le système de santé. Son immobilisme, les débats sans fin sur l'hôpital, la réforme des retraites et la loi bioéthique ont entamé encore plus son capital de confiance. La pandémie lui a fait perdre ses derniers partisans devant le retard et l'inefficacité des mesures prises. On ne savait plus qui décidait ! Elle n'était en fait qu'un haut fonctionnaire qui a coupé depuis longtemps ses liens avec la vraie médecine et le soin pour se tourner vers la politique. Elle a d'ailleurs démissionné pour se présenter à la mairie de Paris… alors qu'elle aurait dû exiger le report des municipales.

Olivier Véran l'a remplacée. Ce neurologue, praticien hospitalier, est à la manœuvre depuis la précédente législature quand il secondait Marisol Touraine. Il est à l'origine de cette politique « hospitalo-centrée » qui menaçait, déjà en 2014, l'hôpital d'effondrement. Il fut rapporteur à la commission des affaires sociales : cannabis thérapeutique, taxe soda, délit d'incitation à la maigreur excessive, autorisation du don du sang aux homosexuels et ouverture de salles de shoot. Et il a été la cheville ouvrière de plusieurs lois de financement de la Sécurité sociale, qu'il a défendues dans l'hémicycle. Son dispositif de réorientation de certaines urgences sans les traiter avait fait hurler les libéraux. S'agissant de la pandémie, il l'a gérée de façon curieuse, sans changer les orientations d'Agnès Buzyn, catastrophiques. Ils devront rendre des comptes avec les nombreuses plaintes déposées au pénal[75]. En attendant, il est de nouveau à l'œuvre pour « réformer » le système et l'on sait quelle est sa vision : celle d'un socialiste, formé à Sciences Po. Sortir d'une vision hospitalo-centrée serait l'inverse de ce qu'on lui a appris et libérer la médecine de ville serait contre sa religion.

Quant à Jean Castex, j'ai rappelé dans le chapitre 3 qu'il fut le promoteur d'une réforme aussi sinistre que la tarification à l'activité (T2A), qui transforma l'hôpital en entreprise de production, inapte qui plus est pour faire face à la Covid. Il était alors directeur de cabinet de Xavier Bertrand de 2006 à 2007, également très critiqué à travers la loi « Hôpital, patients, santé et territoire » (loi HPST) . En 2010, il remplaça Raymond Soubie au poste de conseiller aux affaires sociales, puis il fut nommé secrétaire général adjoint de l'Élysée. C'est bien le retour du monde d'avant[76]...

75. À la suite des plaintes déposées contre certains ministres, une information judiciaire a été ouverte, le 3 juillet 2020, par la Cour de justice de la République. Des plaintes au pénal sont également en cours. Des perquisitions ont eu lieu au domicile et au bureau du ministre de la Santé, Olivier Véran. Elles ont également eu lieu chez le directeur général de la santé, Jérôme Salomon, chez l'ancien Premier ministre, Édouard Philippe, chez l'ancienne ministre de la Santé, Agnès Buzyn, ainsi que chez l'ancienne porte-parole du gouvernement, Sibeth Ndiaye.

76. Voir Bernard Kron, « Le retour du monde d'avant », *Le Quotidien du médecin*, octobre 2020.

Alors quelle est l'intention réelle d'Emmanuel Macron face à la crise[77] ? Sait-il que la colère des Blouses Blanches, comme la révolte des Gilets jaunes, n'est qu'à son début étant donné que l'État n'a pas pris la mesure de leur désespérance ? La loi « Ma santé 2022 », sur laquelle je vais revenir, ne tenait pas compte de cette situation[78]. Par quoi va-t-elle être remplacée ? La promesse du président d'un plan pour juillet 2020 : le « Ségur de la santé ». Malheureusement, il n'a pas calmé les soignants car les augmentations de salaires ne sont pas suffisantes et rien n'a changé dans l'organisation actuelle.

« Ce que tu as vu n'est plus, ce que tu reverras n'est pas encore », aurait dit Léonard de Vinci. Je vais quand même tâcher, dans ce chapitre, d'exposer ce que l'on sait déjà et ce que l'on peut craindre.

Les conséquences des nouvelles réformes

Aucune reconstruction de notre système de santé n'est possible si elle ne repose pas sur deux piliers : une réforme de

77. Des *think tanks* ont peut-être inspiré ses réflexions, telles les publications de l'Institut Montaigne ou de l'Institut Santé. L'Institut Montaigne est, avec la fondation Jean-Jaurès et Terra Nova, plus encrés à gauche, un *think tank* réputé. Ses rapports sont toujours lus et analysés par les personnalités politiques et économiques de notre pays. Il y a tout lieu de supposer qu'il a fortement inspiré la mise en place de la réforme hospitalière. Si c'est bien le cas, ce fut un mauvais génie ! Dans son dernier rapport, l'Institut Montaigne s'est à nouveau lancé dans les enjeux de la transformation numérique de notre système de santé. L'Institut Santé, fondé par Frédéric Bizard, est plus avancé dans ses propositions pour améliorer l'efficience et la qualité. Il est à mon sens trop consensuel, car il faudrait une vraie révolution pour « plus de liberté et moins de technocratie ». Il ne faudrait pas refaire les erreurs de la chirurgie ambulatoire dont la promotion a été faite sur le motif des économies espérées sans restructurer le système. Voir Frédéric Bizard (dir.), *Et alors ! La réforme globale de la santé, c'est pour quand ?* Paris, Fauves éditions, 2019

78. Voir Charles Gave, *C'est une révolte ? Non, Sire, c'est une Révolution*, François Bourin Éditeur, 2006.

l'hôpital et une réforme des études médicales. Or, ni « Ma Santé 2022 » ni le Ségur n'entendent s'engager dans cette voie.

Une réforme des études médicales bâclée

C'est la mère de toutes les batailles, mais elle est mal pensée. La pâle restructuration des études médicales actuellement proposée est en effet inspirée du système LMD (Licence-Master-Doctorat) et interdit toute sélection, donc tout élitisme. Elle nous conduira dans le mur ! On ne peut pas « en même temps » ouvrir les vannes à tous et former des élites.

Que propose « Ma Santé 2022 » ? Une entrée en faculté libre, la suppression du *numerus clausus*, le tout rendu possible par la création d'un portail qui dure trois ans. Mais sa philosophie continue de faire la part trop belle aux sciences fondamentales au détriment de la formation clinique, qui sera donc beaucoup trop tardive. Surtout, la suppression du *numerus clausus* ne peut répondre à la pénurie de médecins généralistes (MG) que si l'on raccourcit dans le même temps la durée des études de MG, faute de quoi il faudra attendre dix à douze ans pour en voir les effets.

Les cliniciens sont trop minoritaires au conseil des universités pour se faire entendre. Et nombre de grands penseurs et d'universitaires en sciences fondamentales ont peur de perdre leur chaire si on limite à l'essentiel les matières de la licence lors des trois premières années. Il faudrait en effet envoyer plus tôt les stagiaires à l'hôpital.

De mon côté, je pense que l'« externat pour tous » devrait commencer dès la deuxième année pour accéder tôt à la formation médicale clinique, et que les stages devraient être obligatoires. Auparavant, les stagiaires apprenaient la sémiologie et la clinique beaucoup plus tôt grâce à la préparation du concours de l'externat. Il permettait de diagnostiquer sur les symptômes appris des maladies encore jamais rencontrées. Dès le premier stage, l'étudiant apprenait à lire un électrocardiogramme (ECG), à faire le diagnostic d'un gros foie ou d'un épanchement et à ausculter le cœur. Les externes savaient donc très tôt faire un diagnostic, lire une radio, faire un plâtre et suturer, ce qui les préparait à leur installation future en médecine générale.

Les matières du tronc commun de la licence sont aujourd'hui trop théoriques. La biochimie, l'anatomopathologie, l'histologie ont-elles un intérêt pour un futur chirurgien ? La réforme du deuxième cycle des études médicales (R2C) ne répond pas, quant à elle, à la réalité de la pénurie de soignants. Les deux tiers des étudiants devront être réorientés, mais sur quels critères ? Deviendront-ils des diplômés paramédicaux, des assistants ou des techniciens de santé, des infirmiers de l'avant, des *practitioners*, voire des officiers de santé ?

La création de la fonction d'assistant médical semble, en effet, être le pendant de la fin du *numerus clausus* pour caser les étudiants qui seront progressivement écartés par une réorientation progressive. Leur vocation serait de soulager les médecins libéraux de certaines tâches administratives et des petits soins afin que les premiers puissent mieux se consacrer aux patients durant les consultations. L'État voulait en recruter 4 000 dès 2019. Le coût est estimé à deux cents millions d'euros pour permettre aux médecins volontaires de rémunérer ces assistants.

Au niveau du troisième cycle aussi la réforme est imparfaite. Aujourd'hui, les internes ont dépassé le nombre de

26 000[79]. Mais nos jeunes médecins, les « docteurs juniors », se sentent malmenés. Ils sont menacés par le *burn out*, comme en témoigne le suicide des plus fragiles. Ils craignent pour leur avenir, ce qui est un comble ! Ils manifestent, mais ne sont pas entendus. La loi va les obliger à passer six mois de leur internat dans les déserts, loin de leur famille et de leurs bases. Ils sont déjà à bout avec des semaines de plus de 55 heures. Cela risque d'être la goutte d'eau qui fera déborder le vase !

Les chefs de clinique n'ont ni le temps, ni parfois même les capacités, de les encadrer. La réforme des études de médecine encourage désormais les internes à faire des stages dans les cabinets de ville. Faire sortir les internes en médecine de l'hôpital et leur faire effectuer des stages en ville pour qu'ils découvrent la médecine libérale est une bonne idée. Mais, en conséquence, nombre d'hôpitaux se trouveront dépourvus d'une main-d'œuvre « bon marché » à laquelle ils sont habitués…

Le dernier plan Hôpital

Jugeant très insuffisante la réponse du gouvernement à la crise de l'hôpital, 1 200 médecins hospitaliers, dont 600 chefs de service, ont décidé de démissionner avant la pandémie et de rendre publique leur lettre de démission. La crise de gouvernance et le manque de personnels y étaient dénoncés par ces médecins. Ils rejoignaient ainsi les mouvements de grève lancés par les services d'urgences et les internes en 2019. La Covid a tout arrêté, mais rien n'est réglé.

79. Ils sont classés de façon aléatoire par les épreuves classantes nationales informatisées (ECNi), mais il s'avère que certains n'ont pas été assez bien formés lors du deuxième cycle pour assurer la fonction et ont dû être « recyclés ».

Que propose «Ma Santé 2022»? De modifier l'organisation hospitalière *via* trois niveaux de prise en charge:

- la proximité pour les soins de premiers recours et les urgences mais sans activité de chirurgie. Le projet de communautés professionnelles territoriales de santé (CPTS) se trouve ainsi maintenu avec toujours plus d'administration. Si l'on suit les propositions du Haut Conseil pour l'avenir de l'assurance maladie (HCAAM), influencées par notre collègue Guy Vallancien, cela pourrait se traduire par la création d'établissements de santé «communautaires». Ces établissements mailleraient le territoire avec une couverture assurée par un millier de CPTS. À mon sens, c'est utopique;
- les hôpitaux généraux. Leurs chirurgiens ne pourront pas faire la chirurgie lourde hyperspécialisée compte tenu des quotas. Comment y assurer la garde de chirurgie alors que la spécialité de chirurgie générale a été supprimée? Aura-t-on des chirurgiens de première et de deuxième classes?
- les hôpitaux de pointe, soit les anciens CHU et certains CHR. Certains de ces centres ultraspécialisés et suréquipés assureront les greffes et les spécialités lourdes. Au nombre d'une dizaine, ils travailleront en réseau avec les autres hôpitaux.

Je note que rien n'est prévu pour simplifier l'organisation administrative. On renforce au contraire le rôle des ARS et des GHT avec les CPTS. Par ailleurs, nombre de chirurgiens devront travailler sur deux établissements. Les urgences chirurgicales vont donc se disperser un peu plus dans les mains des urgentistes.

Le Ségur, «plus vite, plus loin, plus fort!»

Le scénario du Ségur ressemble malheureusement étrangement au précédent. Or, «vous ne pouvez pas résoudre un problème avec le même niveau de pensée que celui qui l'a créé», disait Albert Einstein. Hélas, le Ségur va dans le sens du renforcement de la gouvernance, ce qui est un très mauvais choix. Il continue de faire évoluer notre modèle de système de santé solidaire, sans le bouleverser, vers les systèmes nordiques.

Cette stratégie nous a déjà amenés au bord du gouffre. Trop de postes hospitaliers resteront vacants ou feront l'objet de nouvelles démissions car les primes promises ne régleront pas les problèmes de fond: les salaires sont trop bas et les plans de carrière obscurs. Cette détérioration aggravera les listes d'attente, car de nombreuses pathologies sont en souffrance et vont submerger les services après le déconfinement. La démotivation des équipes entraînait déjà suicides, arrêts de travail, démissions, grèves, insatisfaction des usagers, *burn out* des soignants et situations de harcèlement. Épuisés ou malades, les personnels sont à bout. En cas de doute, pour s'en convaincre, il suffisait d'écouter, avant la pandémie, les confrères raconter le déroulé de leur commission médicale d'établissement (CME), ou lire leurs appels et leurs lettres aux pouvoirs publics pour avoir des moyens de protection.

Loin de dégraisser une bureaucratie obèse, les agences de santé et des conseillers coupés de la réalité des soins multiplieront encore plus le nombre d'administratifs: on veut même recruter des médecins pour conseiller les ARS! Si cette orientation se confirmait, cela risquerait d'aboutir à l'effondrement. Ce sont, en effet, ces mêmes administratifs qui minaient déjà tout l'édifice. Le slogan de la santé est-il désormais «un administratif derrière chaque soignant»? Le Ségur de la santé, avec des revalorisations salariales misérables, ne calmera pas les esprits.

La désintégration du système

Les contraintes administratives, la multiplication des agences et le poids technocratique vont, je le redis, aggraver le développement des déserts médicaux. Déjà, les listes d'attente s'allongeaient avant la pandémie et les déficits sociaux repartaient à la hausse. L'augmentation du nombre de maladies chroniques, d'affections neurodégénératives et le vieillissement de la population entraînaient déjà de plus en plus de malades en ALD (prise en charge à 100 % des maladies de longue durée).

Avec la pandémie, les économies programmées par le projet de loi de financement de la sécurité sociale (PLFSS) vont être par force abandonnées. Les dépenses ne peuvent même que croître compte tenu du retard apporté à la prise en charge des pathologies lourdes depuis le confinement. De plus, la perte de chance liée aux retards de prise en charge va provoquer des actions de groupe et alourdir la durée et le coût des traitements.

Une restructuration des CHU sur tout le territoire, qui apparaissait nécessaire, est devenue une urgence. Malheureusement, on vient de le voir, elle risque d'être plus un nouveau carcan qu'un réel progrès, car aucune simplification organisationnelle n'est envisagée par le Ségur de la santé.

En revanche, on sait que le financement par la tarification à l'activité (T2A) évoluera, mais on ne sait pas comment, qu'un panachage des budgets hospitaliers est probable. On sait aussi que le développement de la télémédecine va se poursuivre et briser l'organisation actuelle des soins, pour la recomposer en une nouvelle organisation de services, « plus facile d'utilisation, plus performante », dit-on. Le rêve va devenir un cauchemar…

De nouveaux acteurs vont se substituer dans les déserts aux professionnels de santé libéraux, des paramédicaux, médecins au petit pied. Plus de médecins salariés entraîneront moins de disponibilité des soignants et une médecine encore plus déshumanisée. Qui acceptera encore d'assurer des consultations non programmées et les urgences après 18 heures pour soulager les hôpitaux?

Le déploiement de la télémédecine, comme au Royaume-Uni ou en Europe du Nord où la plupart des acteurs sont salariés, est un échec. En témoignent l'allongement des listes d'attente. Il faut actuellement plus d'un an pour être opéré d'une prothèse de hanche! Pour lutter contre les déserts médicaux, la télémédecine ne sert à rien puisqu'elle ne peut prétendre remplacer une présence insuffisante de médecins sur l'ensemble du territoire. Il faudra bien, après la deuxième vague, recevoir à nouveau les patients, dépister les cancers et les traiter. Avec la Covid, les malades isolés sont en face d'une voix informatisée qui dit: «Pressez sur le bouton et posez votre question.» Cette médecine, inhumaine et angoissante compte tenu de la quarantaine, a été très mal acceptée. Elle risque de perdurer…

Le dernier plan Hôpital ne peut pas résoudre la crise actuelle[80]. En rattachant les CPTS au système hospitalier, l'État met la médecine de ville sous le boisseau des GHT. La médecine de ville française, dont la mort est annoncée, était pourtant la plus efficace au monde. La Covid paralyse sa réorganisation, ce qui entraînera d'autres drames.

80. Voir «L'hôpital va s'effondrer comme une barre obsolète de banlieue», tribune publiée le 13 octobre 2019 dans *Le Parisien* par le Pr Philippe Lévy, professeur des universités, chef de service, hôpital Beaujon.

13.
Quelles pistes pour sauver notre système ?

Ceux qui connaissent bien le passé
sont les mieux à même de construire le futur.
Bernard Werber

Depuis vingt ans j'ai analysé l'évolution dramatique de notre système de soins dans une cinquantaine d'articles et lors d'une trentaine d'émissions radiophoniques avec André Bercoff. J'en suis arrivé à un diagnostic effrayant : à chaque réforme, ce fut pire. À se demander si ce n'était pas volontaire, une manière perverse de résoudre le déficit des caisses de retraite par le sabordement… comme ce fut le cas, dans les Ehpad, avec le Rivotril qui a été utilisé pour accompagner la triste fin de vie de nos aînés…

Dans les hôpitaux, la reprise des soins à l'automne 2020 a nécessité des précautions draconiennes pour éviter la contamination des futurs opérés par le Covid-19. Pire : à l'heure où j'écris ces lignes, on déprogramme à nouveau la chirurgie faute de place en réanimation, quelle ignominie ! Il faudra au moins deux ans pour rattraper le retard. La perte de chance, rien qu'en cancérologie, est estimée par Axel Kahn à 10 %.

Quitte à être traité de réactionnaire, je me dois de poser une question taboue : ne faut-il pas revenir en arrière pour sauver tout le système ? Notre système de soins, il y a vingt ans, était performant. Pourquoi ?

C'est un temps que les moins de 70 ans ne peuvent pas connaître... C'était l'époque de *Salut les copains*, d'*Âge tendre et tête de bois*, des yé-yé... En ce temps-là, notre système de santé était numéro un et le responsable à l'hôpital était le chef de service. Si je me tourne vers ce passé, je ne vois ni des assises de la santé ni des grandes messes, mais le retour de l'excellence. Si je regarde ce passé, je vois qu'il faut redonner toute sa place à la médecine de ville et réformer l'hôpital pour sortir d'un système administré qui paralyse les soins. Il faut revenir à un système qui mariait la qualité et la compétence, apprises par le compagnonnage, et souffrait moins de l'administration.

« L'avenir est une porte, écrivit Victor Hugo, le passé en est la clef. » S'inspirer de ce qui marchait, un combat révolutionnaire ? Alors je l'assume et je vais ici montrer comment c'est possible, concrètement.

Réformer les études de médecine

Il faut d'abord commencer par les fondations et repenser totalement les études de médecine. La réforme de la première année commune aux études de santé (PACES) ne résoudra rien. Les étudiants ont-ils besoin d'amasser autant de connaissances théoriques durant le nouveau portail santé de trois ans ? Le *numerus clausus*, supprimé à l'entrée des études, est maintenu à la sortie après les épreuves classantes nationales informatisées (ECNi). Ainsi il faudrait former deux fois plus de réanimateurs alors que le nombre de postes d'internes pour la réanimation est de moins de la moitié.

La problématique est plutôt de développer la formation vers le *care* (le soin) et de s'appuyer sur les technologies pour redonner du temps aux médecins. La « LMDisation » (Licence-Master-Doctorat) des études de santé est, je l'ai déjà dit, une grave erreur du ministère de l'Éducation, car elle retarde la formation clinique et technique. Revenir aux concours permettrait un accès précoce à une formation élitiste grâce à des stages de grande qualité. Il faut à nouveau accepter l'idée qu'ils ne peuvent pas être accessibles à tous. On formait à l'époque un bon médecin en sept ans et, pour ceux qui réussissaient tous les concours, un chirurgien qualifié capable d'assurer les gardes en dix ans.

Dégraisser la gouvernance

La deuxième exigence est la simplification de la gouvernance. Ce doit être est une priorité absolue. Le mammouth administratif devra maigrir pour dégager les économies nécessaires et libérer les énergies. Or, j'ai suffisamment montré dans ce livre que ce n'est pas l'orientation choisie.

Les chefs de service ne doivent plus dépendre des pôles ou de la direction. Il faut les libérer pour qu'ils puissent s'occuper des malades et de leurs étudiants. Nos universitaires, et beaucoup d'hospitaliers, sont malheureusement dans la même situation. Leur carrière dépend trop souvent du pouvoir à qui il faut plaire, donc en courbant l'échine. Les fortes têtes ont démissionné et la tête des autres a été coupée.

« En ces temps d'imposture universelle, écrivit George Orwell, dire la vérité est un acte révolutionnaire. » On peut même être traité de complotiste quand on pose les questions qui dérangent... Pourquoi y a-t-il tant d'agences coûteuses et d'administrations qui paralysent le système ? Nos politiques, les yeux rivés sur les sondages et leur réélection prochaine, ne semblent pas capables de prendre les bonnes décisions, préférant soigner leur popularité. L'hôpital ne pourra pourtant être sauvé que par des mesures fortes[81]. Avec 50 milliards de dettes et des dépenses qui augmentent chaque année de 4 %, une vraie révolution s'impose. Il faut abandonner la régionalisation des structures administratives avec les GHT et des ARS qui les coiffent, parce que c'est inutile et coûteux. Des accords directs entre établissements seraient plus souples et moins onéreux.

Revaloriser les carrières

La revalorisation des carrières et la suppression des 35 heures sont le complément de cette volonté réformatrice. On pourrait en effet commencer à résoudre la pénurie des personnels soignants en opérant une revalorisation réelle des salaires avec le retour aux 39 heures. Cela permettrait en outre d'augmenter de 10 % le temps consacré aux soins. Ce serait enfin une source d'économies majeures et de plus de sécurité.

Mais revaloriser les carrières, ce n'est pas seulement une question financière, c'est aussi une question de reconnaissance,

81. Voir André Grimaldi et Frédéric Pierru. *Santé : urgence*, Paris, Odile Jacob, 2020.

qui nécessite elle aussi de tourner le dos au « tout administratif » et à la multiplication des agences. Les administrateurs des hôpitaux devraient être couverts de honte, car ils n'ont pas réagi pour se préparer au rebond de l'épidémie. Le pouvoir doit être rendu aux chefs de service en supprimant tous les intermédiaires entre les équipes de soignants et les directions.

Conclusion

Tout n'est pas politique, mais la politique s'intéresse à tout.
Machiavel

J'ai consacré ma jeunesse à la chirurgie, puis ce métier a rempli ma vie. Je l'ai fait avec enthousiasme et bonheur. La satisfaction de guérir, parfois au prix d'interventions chirurgicales difficiles et malgré des nuits sans sommeil, fut ma récompense. Depuis que j'ai déposé mon bistouri, la situation s'est dégradée. À ma grande tristesse. Et aujourd'hui, tout s'écroule.

La prise en charge de la pandémie de Covid a été compromise par l'impréparation de l'État et par l'incroyable paralysie du système de santé à cause de son administration. Le mal est ancien. Je l'ai montré dans ce livre. Il a été déclenché par les déficits qui ont paniqué tous les gouvernements. Les tentatives législatives se sont succédé pour institutionnaliser la politique de santé, mais elles n'ont eu qu'une seule efficacité: enlever toute liberté à mes collègues. Les droits des malades sont devenus prioritaires, mais au détriment de la vraie sécurité. Les malades sont finalement les premiers à en pâtir.

Faire de vraies réformes est un redoutable défi dans une société pour laquelle « la Sécu » constitue l'un des fondements du pacte républicain. Il est même plus redoutable que jamais, puisque la croissance des dépenses de santé restera nécessairement élevée en raison du vieillissement, du développement des maladies chroniques et des épidémies émergentes. Mais à ceux qui redoutent d'opérer de vraies réformes, je demande de bien prendre conscience de la situation actuelle : en France, on meurt aujourd'hui de soins inadaptés et, pour la première fois depuis la guerre, l'espérance de vie a reculé. La confiance des Français dans leur système s'est érodée. Parallèlement à la mise à mort de la médecine humaine et indépendante est ainsi apparue une explosion d'activités parallèles non scientifiques, tarifées plus du double de la consultation du médecin généraliste : homéopathie, médecines douces, ostéopathie, étiopathie, hypnose médicale... Le dernier pas vers l'abîme sera atteint avec l'objectif du gouvernement actuel : remplacer les médecins de famille par des officiers de santé...

La France copie les systèmes nordiques, qui ne correspondent pas à nos idées, avec un salariat exclusif pour les soignants. Ces pays acceptent même les listes d'attente afin de cantonner leurs impôts. La discipline de leurs habitants pour les soins non urgents n'est pas dans notre culture, qui veut tout, de suite et gratuitement ! Quant aux médecins, je demande pourquoi certains acceptent de s'y plier : devenus agents de santé publique, ces médecins-là ne sont désormais plus honorés pour un acte libre et personnel, mais payés par l'État. On les récompense en les applaudissant et en les médaillant !

Alors que se passera-t-il demain, quand ces applaudissements se seront définitivement tus ? La pandémie, qui a gravement rebondi à l'automne 2020, a obligé au reconfinement. Elle va continuer de perturber tout le système de soins. On déprogramme à nouveau nombre d'interventions faute d'avoir préparé nos hôpitaux pour y faire face. Et cette épidémie pourrait revenir, encore et encore, avec les nouvelles mutations ou avec une nouvelle vague venue de l'hémisphère Sud au printemps.

Refonder notre système de santé et l'hôpital sera donc difficile car l'économie s'écroule. Le Premier ministre, dont c'est la mission, ne pourra pas mener à bien la restructuration de tout le système. Il était, en effet, déjà à la manœuvre dans le passé, donc un des acteurs néfastes de cette crise. Le Ségur de la santé est un mirage car il est piloté par ceux-là mêmes qui, depuis plus de vingt ans, sont à l'origine de cette crise.

Les drames, qui se sont multipliés malgré le dévouement admirable de tous les soignants, ont démontré les faiblesses et les failles de l'hôpital. Même pour les traitements, on est resté dans le flou, laissant peser l'incertitude sur leur efficacité. C'est la conséquence d'études tronquées, bidonnées et suspectes, orchestrées dans l'ombre par certains laboratoires. Ainsi, le doute a envahi toute la société. Honte à leurs complices rongés par les conflits d'intérêts.

Rien n'a été fait pendant l'été pour préparer les hôpitaux à la deuxième vague. On n'a pas recruté, car il n'y a pas de candidats. On n'a pas formé des étudiants en fin de cycle aux gestes de base de la réanimation. On n'a pas sorti la chaîne de soins de sa paralysie. Mais qu'est-ce que la haute administration de l'« État profond » comprend à la chaîne de soins ? Comment un État centralisateur dirigé par des énarques pourrait-il comprendre qu'il faut laisser les soignants soigner, alors que dans les écoles de ces hauts fonctionnaires on leur apprend le contraire ?

Espérons que les vaccins seront efficaces et sûrs. Avec toutes ces erreurs et ces mensonges, la moitié de nos concitoyens ne veulent pas se faire vacciner faute de confiance. Cette situation bouleversera longtemps la société et aura une influence majeure sur les prochaines présidentielles.

Puisse ma plume être aussi acérée que mon bistouri pour être lue et écoutée par nos dirigeants avant qu'il ne soit trop tard. Car l'écroulement du système sanitaire et social est une menace réelle aujourd'hui. Mais, lassé par la pensée unique et technocratique des acteurs administratifs, je dis à mes collègues soignants qu'ils savent comment entrer en guerre contre eux si des mesures radicales ne sont pas prises rapidement. Ils l'ont montré en reprenant déjà le combat. « Le destin murmura au guerrier : " Tu ne résisteras pas à la tempête." Le guerrier répondit : " Je suis la tempête." » (Jake Remington).

Fait à Paris,
le 20 janvier 2021,
après une « année terrible »...

Annexe 1. Syndicats, institutions et associations de médecins

Pour se défendre, les médecins bénéficient tout à la fois de syndicats, d'institutions et d'associations.

Les syndicats

Les syndicats médicaux peuvent négocier au nom des médecins mais ils sont, hélas, affaiblis par la division d'intérêts contradictoires et politisés.

Ainsi MG France était-il reconnu comme représentatif pour les seuls généralistes et Le Bloc pour les seuls spécialistes en plateaux techniques lourds. Ont été déclarés représentatifs pour les deux collèges, la Confédération des syndicats médicaux français (CSMF), le Syndicat des médecins libéraux (SML), la Fédération des médecins de France (FMF), ainsi que l'Union française pour une médecine libre (UFML).

L'UFML mérite que l'on s'y attarde car, avec le SML, c'est le seul vrai syndicat médical libéral. Il a pour objet de défendre les piliers de la liberté médicale et l'indépendance vis-à-vis des financeurs. L'exercice du médecin ne doit être guidé que par l'intérêt du patient et les données de la science, non par des injonctions économiques souvent fallacieuses, telles celles mises en place lors de la pandémie de Covid. Il dénonce en particulier le développement des réseaux de soins dont le corollaire est l'avènement non avoué d'une médecine *low cost.* Le docteur Jérôme Marty, son président, s'est illustré dans la dénonciation des erreurs de gestion.

Institutions et associations

Outre les syndicats, les médecins sont regroupés dans de nombreuses institutions et associations. Certaines sont particulièrement prestigieuses, mais leur force n'est pas suffisante pour s'opposer au pouvoir politique. En voici les principales :

CNOM (Conseil national de l'ordre des médecins). Créé par Vichy en 1940, il a été refondé en 1945 sur proposition du ministre de la Santé, François Billoux du parti communiste. Il est censé représenter les médecins, mais, à chaque élection, l'abstention frôle les fonds abyssaux car il est de plus en plus critiqué pour sa gestion et sa partialité. Le CNOM vient notamment d'être épinglé par la Cour des comptes pour une gestion « dispendieuse » marquée par des « faiblesses, voire des dérives, préoccupantes », pour ses « graves lacunes » dans l'exercice de certaines missions et pour de « sérieux dysfonctionnements » de la justice disciplinaire…

ANM (Académie Nationale de Médecine). Cette vielle dame est âgée de 200 ans. L'Académie Royale de Médecine a été créée par Louis XVIII en 1820, sous l'impulsion du baron Antoine Portal. De royale, l'Académie devient impériale de 1851 à 1870, puis nationale à partir du 1er mars 1947. Les missions de l'Académie consistent à répondre à toutes les questions posées par le gouvernement français dans le domaine de la santé publique et de l'éthique médicale. En plus de son rôle de conseil, elle peut également émettre des avis ou des communiqués destinés à être diffusés. L'Académie œuvre également au perfectionnement et à la diffusion des sciences médicales et pharmaceutiques, ainsi qu'à leurs applications. Elle décerne par ailleurs des prix et des bourses pour la recherche médicale. Récemment, elle s'est distinguée par son rapport sur les vaccins en affirmant que les complications neurologiques après certaines vaccinations étaient sans rapport avec les adjuvants. Elle est intervenue, à mon sens, trop tardivement sur la nécessité de mettre des masques pour se protéger face à la Covid.

ANC (Académie Nationale de Chirurgie). Cette Académie a été créée le 18 décembre 1731, sous le nom d'Académie Royale de Chirurgie, par Charles Georges Mareschal de Bièvre, premier chirurgien de Louis XIV, et par François La Peyronie, son successeur. Dissoute à la Révolution, elle renaît en 1843. En 1935, elle prend le nom d'Académie de Chirurgie, puis adopte son nom actuel en 1997. L'ANC est la seule institution regroupant les douze spécialités chirurgicales avec leurs sociétés savantes et leurs collèges d'enseignement. Elle a le statut d'une association à but non lucratif d'intérêt public. Elle devient, en 2019, une fondation qui dépend de l'ANM. Elle compte plus de 700 membres, qui font partie de l'élite de la chirurgie française comme étrangère. Les étrangers sont en effet éligibles à l'Académie au même titre et dans les mêmes conditions que les Français. Chargée de promouvoir et de faire connaître les qualités et les progrès de la chirurgie française, elle a une vocation scientifique et un rôle d'interlocutrice des pouvoirs publics. Elle participe à des réunions avec les différentes instances officielles dans le domaine de la santé publique. Elle contribue à la modernisation des modes d'exercice et de l'organisation de la chirurgie française en favorisant le partage des innovations.

Elle réunit ses membres au cours de ses séances le mercredi. Celles-ci sont retransmises sur YouTube et publiées dans *Les E-Mémoires de l'Académie* (en ligne). Ses recommandations pour la reprise des activités de la chirurgie après le déconfinement reprennent les propositions des collèges. Elles ont malheureusement trouvé peu d'écho.

ISNAR-IMG (Intersyndicale nationale autonome représentative des internes de médecine générale). Elle représente « les jeunes médecins » et les chefs de clinique. Avec l'Intersyndicale nationale des internes (ISNI), elle a obtenu de participer aux négociations sur la réforme des études médicales. Seront-elles écoutées des doyens et d'un État devenu autiste ? Leur vision risque d'être faussée, car ils sont formatés par l'hôpital et souhaitent donc pour la plupart le salariat et refusent la sélection.

SNJC (Syndicat national des jeunes chirurgiens). Créé en 2009, il est le premier syndicat de jeunes chirurgiens regroupant des praticiens de toutes les spécialités chirurgicales et de tous les modes d'exercice.

AAIHP (Association amicale des anciens internes en médecine des hôpitaux de Paris). Elle regroupe les anciens internes de Paris nommés par concours. Nous sommes encore plus de 1 200 membres, mémoire vivante d'un passé prestigieux qui aura vécu 200 ans depuis sa création par Napoléon en1802. La plupart de ces anciens ont eu des carrières prestigieuses : chefs de service et présidents de l'ANC ou de l'ANM. Cette association, dont j'ai l'honneur d'être le vice-président, n'est pas un syndicat. Par ses membres et sa revue (*L'Internat de Paris*, dont je siège au conseil de rédaction), elle est la survivance d'un passé prestigieux, quand l'internat était un concours très sélectif, conduisant à l'excellence. Son rôle de défense et de promotion de «l'art médical français» est au-devant de ses préoccupations. Association de loi 1901, elle distribue chaque année deux bourses pour des travaux de recherches à des internes ayant terminé leur cycle.

Collège des spécialités. Le Collège des spécialités représente l'ensemble des spécialités de feu l'internat. Malheureusement l'éloignement des universitaires des sciences cliniques et de la pratique de la ville rendent le Collège, comme l'État, autiste face aux réalités de l'internat et de l'exercice libéral. Les luttes d'influence entre les cliniciens et l'Université expliquent d'ailleurs en partie les conflits entre libéraux et hospitaliers. Concernant les cliniques privées, lors de la pandémie de la Covid, le Collège a émis un avis des plus discutables: «Les malades atteints de cancers et nécessitant une chirurgie lourde devront être reportés.» Ils ne pouvaient plus être opérés compte tenu du risque de contagion et de la surcharge des services de réanimation. Il fallait donc leur proposer «une radiothérapie ou une chimiothérapie». Cette décision sera lourde de conséquences car la pandémie s'est prolongée et la reprise des interventions s'avère difficile avec des réanimations encore très encombrées.

CNCV (Conseil national de certification et de valorisation). Le législateur propose de créer ce CNCV, qui serait une sorte de «tiers de confiance» réunissant 17 représentants des patients, médecins, syndicats, autorités sanitaires. Il serait chargé du suivi technique et de l'évaluation de ces procédures. Quelle belle usine à gaz en perspective! Elle devrait être abandonnée avec la crise.

Annexe 2.
Manifestations et grèves pour défendre la santé

1980. Un an avant l'élection présidentielle, qui verra la victoire de François Mitterrand, plusieurs milliers de médecins libéraux défilent à l'appel de la CSMF entre le boulevard Duquesne et le boulevard des Invalides. Ils contestent le projet de nouvelle convention médicale, dans un défilé bon enfant relaté dans *Le Quotidien du médecin*: «On avait amené là un cercueil drapé de noir accompagné de l'épitaphe: "À ma médecine libérale regrettée. Giscard 1981."» Devant le refus successif du ministre de la Santé, Jacques Barrot, puis du Premier ministre, Raymond Barre, de recevoir une délégation de manifestants, le cortège décide de se diriger vers l'Élysée. Sur le pont Alexandre III, des heurts brefs mais violents opposent forces de l'ordre aux médecins. Deux journalistes et cinq médecins sont blessés. La CSMF dénonce des «brutalités policières inadmissibles» et prédit: «Les médecins se souviendront.» Cette journée marque une rupture profonde. Désormais, les rapports entre le corps médical et les pouvoirs publics seront beaucoup plus tendus que par le passé. Une statistique dira que les deux tiers des médecins libéraux n'ont pas voté pour Giscard en 1981.

1982. Sous le règne de François Mitterrand ce sera presque pire. Comités de quartier, réseaux de soins, Jacques Ralite est à la manœuvre et la médecine libérale déchante. Elle continuera d'être tracassée et fracassée par la suite. Elle s'énerve au point que, au printemps 1982, ce sont plus de 50 000 personnes qui manifestent à Paris. En septembre de la même année, 100 000 médecins défilent à Paris pour protester contre des projets « enterrant la médecine libérale ». En mars 1982, nouveau coup de chaud avec la menace de suppression du secteur privé à l'hôpital. Cette fois, ce sont les médecins hospitaliers qui sont dans la rue. Jacques Chirac, lors de la cohabitation, rétablira ce secteur, par peur des démissions.

1991. Des dizaines de milliers de médecins et de professionnels de santé (infirmiers, pharmaciens, praticiens hospitaliers...) protestent en juin, à l'appel du CNPS et du collectif « Action santé », contre la politique de maîtrise des dépenses de santé. Ils pointent le risque de « rationnement des soins » que menace d'entraîner une telle réforme. Ils dénoncent également l'absence de revalorisation tarifaire et les projets d'enveloppes globales.

1995. Salariés et soignants se sont sentis trahis par la réforme Juppé. La Sécurité sociale est confisquée par l'État. Les ordonnances de 1996 sont les prescriptions amères qui participeront à la destruction du monde hospitalier public et privé. Vingt ans plus tard, les médecins libéraux n'ont toujours pas digéré la réforme de l'assurance maladie qu'Alain Juppé leur a infligée quand il est arrivé à Matignon. Pour purger le contentieux, l'ex-Premier ministre a fait amende honorable lors d'une réunion à La Baule organisée par l'Union régionale des professionnels de la santé (URPS). Mais c'est trop tard. « L'histoire de mes relations avec vous, médecins libéraux, n'a pas toujours été un long fleuve tranquille », déclare alors Juppé. C'est un doux euphémisme... Les médecins de ville gardent un souvenir particulièrement douloureux du dispositif de « sanctions collectives » qu'avait imaginé Juppé en les obligeant tous à rembourser les dépassements de dépenses autorisés commis par certains d'entre eux. Pour la première fois, le maire de Bordeaux a reconnu que cette idée « ne pouvait que créer un sentiment d'incompréhension et d'injustice ». Il l'a payé aux primaires des présidentielles.

2002. Après des mois de conflits avec les pouvoirs publics (grève des gardes et de télétransmission), des milliers de médecins manifestent à Paris : généralistes et professionnels libéraux, dentistes, infirmiers, ambulanciers, pharmaciens, kinésithérapeutes… Ils demandent une revalorisation de leurs honoraires et une amélioration de leurs conditions de travail avec le passage de la consultation à 20 €, alors qu'une revalorisation dérisoire avait porté deux mois plus tôt le C à 18,50 €. À quelques semaines de l'élection présidentielle, le mouvement de protestation des médecins prend un tour politique. Roselyne Bachelot, alors porte-parole du candidat Jacques Chirac, n'attend pas 24 heures pour s'engager sur le C à 20 €.

2007. Quelques mois après l'élection de Nicolas Sarkozy à l'Élysée, des milliers d'internes, chefs de clinique et étudiants manifestent dans les rues de la capitale. Le projet de loi de financement de la sécurité sociale pour 2008 prévoit de « revoir les conditions auxquelles est soumis le conventionnement en fonction de la densité de la zone d'exercice ».

2007. Ils sont à nouveau de 10 à 20 000 à défiler dans les rues de la capitale pour obtenir le retrait des mesures coercitives à l'installation et pour instaurer des états généraux. Quelques semaines plus tard, Nicolas Sarkozy promet que les étudiants, internes et chefs de service seront associés aux négociations conventionnelles, mais ils n'ont aucune notion de ce qu'est l'exercice libéral.

2009. La loi HPST dite Bachelot signe les prémices de la loi Touraine. Très critiquable, elle aggrave l'hospitalocentrisme. La volonté du pouvoir politique de faire du directeur le « véritable patron » de l'hôpital trouble les esprits. Le feu est mis, il va couver sous la cendre... Jean Castex et Xavier Bertrand sont à la manœuvre. Beaucoup de médecins se détourneront de Nicolas Sarkozy lorsqu'il voudra se faire réélire.

2015. Tous contre la loi Touraine, les syndicats et les coordinations de médecins appellent les praticiens à fermer leur cabinet pour s'opposer au projet de loi qui généralise le tiers payant. Pas besoin de stéthoscope pour entendre la colère des médecins libéraux. Il suffit de se rendre le vendredi du « Black Friday » chez son médecin pour y trouver porte close. Tous les syndicats de praticiens libéraux et les coordinations locales, les médecins, les cliniques, les infirmiers et les dentistes, répondent à l'appel et ferment leurs cabinets. Une telle union de tous les représentants des médecins est historique. La date de la mobilisation n'a pas été choisie au hasard. Les médecins veulent faire pression sur les députés de la majorité qui examinent, en deuxième lecture, le projet de loi de santé de la ministre Marisol Touraine. Les médecins de ville sont exaspérés : « On n'en peut plus ! Ras-le-bol d'être la variable d'ajustement. S'ils veulent faire des économies, qu'ils prennent des mesures sur l'hôpital, mais qu'ils arrêtent de nous éreinter et de vouloir nous transformer en fonctionnaires de la santé... Avec leur tiers payant, ils veulent quoi ? Que l'on passe notre vie à essayer de rattraper 3 € par-ci, 6 € par-là parce qu'on n'a pas été remboursés ? »

2018. Agnès Buzyn et la loi « Ma Santé 2022 ». Ses décisions, au début de sa nomination, n'entraînent pas de mouvements, peut-être à cause de sa notoriété parmi les médecins. Cette ministre est, en effet, bien accueillie par le corps médical. Elle peut sans grande difficulté rendre obligatoire 11 vaccins malgré quelques levées de boucliers. Il est vrai aussi que les manifestations sans fin des Gilets jaunes masquent le mécontentement des soignants devant les mesures progressivement annoncées par la nouvelle loi. Finalement, la crise des urgences va exploser. Les médecins urgentistes des hôpitaux enclenchent le mouvement de contestations par une grève illimitée, tout en assurant leur service au printemps 2019. Cette contestation s'étend pendant l'été et continue en janvier 2020, jusqu'au début de la pandémie. Elle repartira avec force dès que cette épidémie de Covid sera contrôlée.

2020. Les grèves et les manifestations reprennent à l'automne 2020. Rien n'a été fait pour pallier la pénurie de soignants, le pouvoir technico-administratif préférant multiplier les réunions et les structures tertiaires plutôt que de régler cette situation. Ce ne sont pas les quelques primes et augmentations promises par le Ségur qui régleront le marasme hospitalier. Alors, malgré la pandémie, les préavis de grève et les manifestations sont reparties, mais elles vont se perdre dans le brouhaha général.

2021. En janvier, des syndicats de praticiens hospitaliers lancent un mouvement de grève illimitée. En plein rebond épidémique, ils réclament une reconnaissance pécuniaire et statutaire de leur engagement en faveur de l'hôpital public. Les précédents mouvements se sont soldés, après trois plans jugés insuffisants, par le Ségur de la santé, mais il est totalement insuffisant. Les personnels de blocs opératoires se mettent également en grève et des démissions ont commencé.

Annexe 3. Le progrès technologique et ses questions éthiques

«Toutes les richesses du monde, écrivit Einstein, fussent-elles entre les mains d'un homme totalement acquis à l'idée de progrès, ne permettront jamais le moindre développement moral de l'humanité.» L'eugénisme, lui, assume de vouloir améliorer l'espèce humaine. La cartographie du génome, la dépénalisation de l'avortement, la PMA et la GPA, le clonage viennent de réactualiser cette question, alors que, après la Seconde Guerre mondiale, les mots «eugénique» et «eugénisme» avaient quasi disparu en raison des horreurs auxquelles le nazisme les avait associés.

La question revient grâce aux progrès de la génétique, en perdant sa connotation péjorative. L'eugénisme est de retour grâce à la combinaison d'une série de progrès techniques depuis la pratique des amniocentèses.

La sélection d'embryons pour éliminer ceux porteurs de graves maladies héréditaires ou éviter la reproduction de personnes «jugées néfastes pour la société» pourrait induire la mise en place de pratiques d'exclusion, de stérilisation, voire d'élimination. La sélection d'embryons poussée à l'extrême de façon à éradiquer des tares pourrait se rapprocher des pratiques de régimes de triste mémoire si on allait jusqu'à favoriser la procréation de certaines élites. Les problèmes éthiques vont ainsi être de plus en plus complexes.

Fabriquer des enfants avec la PMA et la GPA.

S'agissant de la PMA et de la GPA, revenons d'abord sur les fondamentaux.

La procréation médicalement assistée (PMA) désigne l'ensemble des pratiques cliniques et biologiques permettant à un couple infertile d'avoir un enfant. Grâce aux progrès de la conception *in vitro*, au transfert d'embryons et à l'insémination artificielle, ces techniques sont entrées dans le domaine courant pour lutter contre la stérilité. On a même pu récemment intervenir sur des ovules pour remplacer un brin d'ADN déficient afin d'éviter des anomalies génétiques.

La gestation pour autrui (GPA) caractérise le fait pour une femme de porter un enfant pour un autre couple. Dans ce cadre, l'enfant a été conçu avec les gamètes du couple ou d'un tiers donneur. La mère porteuse n'a donc aucun lien biologique avec l'enfant.

C'est autour de quatre enjeux que la Commission de l'éthique en science et en technologie du Québec a proposé des valeurs susceptibles de guider son action dans l'intérêt de l'être humain. Les comités d'éthique, en France et dans le monde, se sont penchés sur ces problèmes d'autant plus ardus, que l'on est bien obligé de tenir compte de progrès scientifiques quasiment exponentiels.

La loi bioéthique française a légiféré dans ce sens. Les députés ont précisé que l'accès à la PMA « ne peut faire l'objet d'aucune différence de traitement notamment au regard du statut matrimonial ou de l'orientation sexuelle». La PMA, qui était accessible aux couples homme-femme mariés ou pacsés, a été étendue aux couples lesbiens même non stériles et permet une prise en charge financière par la Sécurité sociale. Par conséquent, «le critère médical d'infertilité supprimé», la PMA sera remboursée par la Sécurité sociale.

En ce qui concerne la GPA, plusieurs questions cruciales se posent: elles concernent l'autonomie des femmes, la non-commercialisation du corps humain et la non-instrumentalisation des personnes. Les commissions d'éthique doivent tenir compte de tous ces aspects. L'interdiction de la GPA aux femmes privées d'utérus par suite d'une maladie ou d'un accident obstétrical a été inscrite dans le code civil par la loi bioéthique de 1994. Elle est autorisée dans des pays voisins, Belgique, Danemark et Pays-Bas.

Par ailleurs, ces techniques de procréation posent des questions relatives à la reconnaissance de la filiation. De nombreux adultes nés d'une PMA avec donneur veulent savoir qui est l'homme auteur du don. C'était jusqu'à aujourd'hui impossible, puisque l'anonymat était un des piliers du don de sperme en France. Il est fragilisé par le développement des tests ADN sur Internet, certes illégaux dans l'Hexagone, mais facilement accessibles.

Le nouveau texte français prévoit que les enfants nés d'un don après l'entrée en vigueur de la loi pourront accéder à leur majorité à des données comme l'âge, les caractéristiques physiques du donneur et même son identité. Mais le don lui-même restera anonyme: on ne pourra toujours pas choisir son donneur et un donneur ne pourra pas choisir à qui il donne. Pour les dons antérieurs, les députés ont précisé que la nouvelle commission qui traitera les demandes de personnes nées d'un don sera chargée de «recueillir et d'enregistrer» l'accord des donneurs qui n'étaient pas soumis, au moment de leur don, à la nouvelle législation «pour autoriser l'accès à leurs données».

Il existait aussi un flou juridique pour la reconnaissance, s'agissant d'enfants nés à l'étranger. C'est pour le combler que la ministre de la Justice Christiane Taubira a signé une circulaire le 25 janvier 2013. Celle-ci recommandait aux greffiers des tribunaux d'instance d'accorder la nationalité française aux enfants de père français, nés par PMA ou GPA à l'étranger. Les recours contre cette circulaire ont été rejetés par le Conseil d'État, qui reconnaît la nationalité française à ces enfants, au nom de l'intérêt supérieur de ceux-ci.

Quoi qu'il en soit, la science va plus vite que le législateur et change radicalement la vision de la famille et de l'ascendance. Ainsi, demain, le bébé-éprouvette sera possible grâce à un utérus artificiel, bien triste façon de concevoir un enfant!

Le caryotype humain et le déterminisme sexuel

Chaque humain possède 22 paires de chromosomes homologues (autosomes), numérotés de 1 à 22, et une paire de chromosomes sexuels, les hétérochromosomes ou gonosomes, soit un total de 23 paires. Le sexe d'un individu est déterminé par le système XY et XX: les femmes possèdent deux chromosomes X- (XX), tandis que les hommes possèdent un chromosome

X- et un chromosome Y- (XY). Ils sont transmis par chacun des parents lors de la conception. Chaque chromosome contient des dizaines de millions de bases génétiques.

L'hermaphrodisme («On peut avoir des chromosomes XX et des organes génitaux mâles ou être XY et avoir des organes génitaux femelles») relance la théorie du genre car l'aspect physique ou les penchants sexuels peuvent ne pas correspondre à la cartographie chromosomique.

Y a-t-il un troisième sexe? Des scientifiques ont observé des caryotypes qui présentent des formules atypiques avec des chromosomes qui ne sont pas tous XX (femme) ou XY (homme). Ces variations au niveau chromosomique confortent l'existence d'une intersexuation biologique.

Le transhumanisme et la vie éternelle, utopie?

L'analyse de tout le patrimoine génétique d'un individu ne coûte que quelques dizaines d'euros, mais permet pourtant de nouvelles thérapies. «Les grands progrès contre la mort vont apparaître après 2050», pense Laurent Alexandre. Grâce aux progrès de la génétique médicale, il sera sans doute possible de guérir quasiment toutes les maladies et d'arrêter, à tout le moins en théorie, le processus de mort naturelle et le vieillissement. «L'homme de mille ans» est-il pour demain comme le souhaitent les transhumanistes?[1]

Après le chirurgien barbier du Moyen Âge et le chirurgien assis devant la console de son robot, arrive le temps de la

1. Voir Danièle Tritsch et Jean Mariani, *Ça va pas la tête! Cerveau, immortalité et intelligence artificielle, l'imposture du transhumanisme*, Paris, Belin, 2018.

chirurgie de la cellule et des chromosomes. La réalité dépassera la fiction. Cela sera probablement réalisable, mais est-ce souhaitable ? Nous serons encore bien soignés demain... mais par une autre médecine. Même si, avec les nouvelles pandémies, on retournera peut-être à l'âge de pierre...

Le clonage

Le clonage consiste-t-il à réaliser des copies pour faire des pièces détachées ? La technique de clonage consiste à prélever le contenu génétique du noyau d'un ovule qui se trouve ainsi énucléé. Une cellule somatique non sexuelle, comme une cellule de peau, est ensuite prélevée, puis mise en culture. L'ADN de cette cellule est ensuite extrait et implanté dans l'ovule vide. L'œuf ou ovule ainsi reconstitué contient maintenant le matériel génétique du donneur à cloner. Il est mis en culture, puis réimplanté dans l'utérus de la mère porteuse où il va poursuivre son développement.

Contrairement aux idées reçues, les clones ne sont pas des copies conformes : seul le matériel génétique du noyau est transféré. L'identité d'un être ne se résume pas à son génotype, car il est impossible de produire deux êtres identiques simplement en dupliquant un génome. Le cas des vrais jumeaux monozygotes ne peut pas être considéré comme un exemple de clonage humain, car la reproduction sexuée entre deux parents est assurée naturellement, sans intervention technologique. C'est la division de la morula du même œuf qui donne les vrais jumeaux.

Le clonage par copie d'un génome ne permet pas la diversification caractéristique de la reproduction sexuée. Selon la théorie de l'évolution, cette dernière est le gage de l'adaptation et de l'évolution des organismes à reproduction sexuée grâce au brassage génétique.

Le mouvement raëlien affirmait, il y a quelques années, avoir réalisé le clonage d'êtres humains, mais aucune preuve factuelle et scientifique ne fut apportée. Quelques chercheurs travaillent actuellement sur le clonage humain reproductif, mais la tendance internationale semble pencher pour l'instant vers l'interdiction des recherches dans ce domaine. Bien qu'Arnold Schwarzenegger, ex-gouverneur de la Californie, ait milité en sa faveur, les États-Unis, avec plus de cinq autres pays, ont quand même signé un moratoire pour l'interdire.

Le clone sera-t-il un homme à part entière ou la pâle reproduction d'un individu, une sorte de sous-homme, voire une banque de pièces détachées pour des greffes compatibles? Sera-t-il alors mis au service de son modèle pour sa destruction? Faudra-t-il créer une législation nouvelle pour les clones comme pour la PMA et la GPA?

L'autoconservation des ovocytes

Conserver ses ovocytes pour mener à bien une grossesse à l'avenir était jusqu'ici uniquement autorisé pour raisons médicales. Le nouveau texte devrait lever cette interdiction, avec toutefois des limites d'âge. «L'évolution de la société, la durée des études, l'inscription dans la vie active, la vie amoureuse, font que les femmes ont tendance à avoir des enfants de plus en plus tardivement et donc s'exposent à un risque d'infertilité», a déclaré la ministre de la Santé Agnès Buzyn pour justifier cette mesure.

Cellules souches et embryons

Les recherches sur l'embryon et les cellules souches issues d'un embryon humain sont aujourd'hui strictement encadrées. Le texte fait évoluer ce cadre. Il part du principe que la recherche sur les cellules souches embryonnaires pose des questions éthiques moins lourdes que celle sur l'embryon lui-même. Le projet de loi bioéthique sépare donc les régimes juridiques qui régissent ces deux types de recherche, afin de faciliter celle sur les cellules souches embryonnaires humaines, mais pas celle sur l'embryon.

Les tests génétiques

Un médecin généticien, qui a procédé à un test génétique d'un patient, ne peut le faire que dans un but défini à l'avance (par exemple, identifier une maladie) ; il pourra, s'il découvre autre chose, en informer le patient. En revanche, le libre recours aux tests génétiques reste interdit. De même, les tests préconceptionnels réalisés par un couple qui veut un enfant, pour savoir si celui-ci risque d'être porteur d'une maladie génétique, restent proscrits. Le motif est d'éviter un « risque de glissement vers l'eugénisme », mais ce ne sera probablement qu'une étape. Avec la mondialisation, il sera impossible d'imposer des lois restrictives, car de nombreux pays n'ont pas le même respect que les Occidentaux de l'humain. Les débats sur ce sujet ne font que commencer et l'on est bien en marche vers une nouvelle société qui changera radicalement la notion de parentalité.

Avec ces progrès scientifiques « l'homme désincarné de son corps charnel » deviendrait une réalité possible avec « le corps fabriqué » et l'eugénisme.

Tous ces bouleversements sont une aimable plaisanterie par rapport aux catastrophes que nous annoncent les changements climatiques et les nouvelles pandémies. Ces dangers vont peser lourdement sur l'économie et sur la santé. Vont-ils un jour menacer l'espèce humaine ?

Annexe 4. Vaccination, état actuel et dangerosité

Comment agissent les vaccins ? Ils stimulent le système immunitaire de la personne vaccinée et protègent contre la maladie. La vaccination doit protéger, mais les vaccins sont-ils sans risques ?[1]

Les débuts de la vaccination

Au début du XVIIe siècle, Edward Jenner, un médecin de campagne, découvre lors d'une épidémie de variole que des valets de ferme en contact avec les vaches n'attrapent pas la maladie. Il fait le rapprochement avec la vaccine ou variole des vaches (*cowpox*), maladie bénigne courante chez les valets de ferme lorsqu'ils traient les vaches. Edward Jenner a alors l'idée d'inoculer par scarification non plus du pus de la variole, mais du pus de la vaccine, beaucoup plus bénin et tout aussi efficace. Il prélève ainsi du pus sur la main d'une femme qui a été infectée par sa vache, Blossom, atteinte de la vaccine, et l'inocule à un enfant de 8 ans, James Phipps. Il sera ainsi protégé contre la variole. On connaît, bien sûr, la suite de l'histoire avec Pasteur.

1. « Confiance et défiance vis-à-vis des vaccins », Académie de Médecine, Paris, 21 mars 2019.

Les succès à notre époque

Actuellement, la France a rendu 11 vaccins obligatoires et envisage d'en augmenter le nombre. Le bilan que l'on peut dresser de la politique vaccinale en France en termes de niveau de couverture vaccinale et d'impact épidémiologique paraît pourtant pour le moins contrasté. L'analyse de la situation est par ailleurs complexe, compte tenu, d'une part, de la différence des climats, de la situation géographique et économique des pays et, d'autre part, du fait du combat entre les « antivax » et les lobbies pharmaceutiques.

Que peut-on alors dire ? La couverture vaccinale est supérieure à 90 % pour la diphtérie, le tétanos la polio, l'*hæmophilus influenzæ B* (Hib) et pour le pneumocoque. Constat : en ce qui concerne la diphtérie, seuls deux cas autochtones ont été notifiés en 1989, ainsi que quelques cas importés ; le tétanos a, lui, quasiment disparu, tout comme la poliomyélite grâce à la vaccination et au strict contrôle de la qualité des eaux et à l'hygiène. Il en est de même pour la transmission de l'hépatite A, de la typhoïde et du choléra.

Certaines couvertures vaccinales sont toutefois insuffisantes, mais stables ou en progression. En effet, un taux de vaccination supérieur à 85 % est nécessaire pour éviter les contagions. Passons alors en revue la lutte contre d'autres pathologies : pour la coqueluche, il y a 70 % de vaccinés à l'adolescence ; pour l'hépatite B, 50 % ; pour le DTP, 50 %, pour le ROR, 90 % ont reçu la première dose, mais il faudrait 95 % et une seconde dose pour une protection efficace. Ainsi, l'immunité pour la rougeole est excellente avec deux doses du vaccin, qui suffisent pour une immunité prolongée. Malheureusement, elle n'est pas définitive car la rougeole reprend de façon épidémique dans des pays hyper vaccinés comme la Mongolie, vaccinée à 90 %. Ce virus est très stable, la résurgence de cas aux deux extrémités de la vie s'explique peut-être par une moins bonne immunité de la vaccination par rapport à celle de la maladie elle-même.

Les reculs de notre époque

Il y a, en revanche, des couvertures en diminution avec le Cervarix ou le Gardasil, le vaccin contre le papillomavirus humain (HPV). Or le HPV serait responsable de la quasi-totalité des cancers du col de l'utérus. Un millier de femmes meurent en France de ce cancer chaque année, mais les deux tiers ne font pas un dépistage régulier. Il peut également être responsable des cancers oropharyngés et du cancer du canal anal, en particulier chez l'homme[2]. Leur incidence est en augmentation aux États-Unis.

Le but de la vaccination est de chercher à éviter une grave épidémie pour l'horizon 2025, nous dit-on, mais ce vaccin sera-t-il efficace pour la prévenir? Certaines publications montrent des contradictions avec cet optimisme[3]. Pourtant, plus de 60 articles médicaux publiés ont démontré que la vaccination est efficace contre l'infection par les souches de HPV contenues dans les vaccins. Elle a entraîné une baisse de 80 % de la prévalence des virus ciblés par les vaccins.

On observe, *a contrario*, un effet paradoxal avec l'augmentation précoce de cancers chez certaines populations vaccinées sans

2. Voir Mélanie Drolet et *al.* «Cancers de l'oropharynx et de l'anus», *Lancet*, 2019.
3. Voir Vanessa Boy-Landry, «Vaccins anti-HPV: 15 médecins dénoncent les risques et des conflits d'intérêts dans l'appel des 50», *Paris Match*, 30 avril 2019.

que l'on puisse actuellement l'expliquer compte tenu de l'intrication de nombreux autres facteurs[1]. D'après certains spécialistes, il s'agirait cependant d'hypothèses fausses et de simulations mathématiques. Une question doit néanmoins être posée: cette vaccination a-t-elle permis de laisser se développer des souches plus agressives? Cette notion de facilitation, qui est l'inverse du but recherché, doit faire réfléchir avant d'utiliser les nouveaux vaccins.

Les vaccins, un danger?

Les sociétés savantes appellent à la vaccination, mais nombre de médecins dénoncent des conflits d'intérêts et doutent de son bien-fondé, en particulier chez l'homme (sauf pour certaines populations à risque). Les dangers de certains vaccins et des résultats paradoxaux dans les pays nordiques et anglo-saxons expliquent les réticences d'une partie de la population et de certains médecins. Mais les normes de sécurité concernant les vaccins, pourtant très strictes, sont-elles toujours observées, en particulier en Asie?

Les travaux scientifiques réalisés à l'échelle mondiale sur les risques associés aux vaccins montrent clairement qu'ils sont inférieurs aux dangers de ces maladies. Mais ne sont-ils pas sous-estimés?[2] Des voix se sont ainsi élevées contre le Gardasil, il nous faut donc nous poser la question: doit-on se fier à 100 % aux déclarations des sociétés savantes qui affirment également

1. Voir Gérard Delépine, «Gardasil: augmentation du taux de cancer du col chez les vaccinées confirmée sur analyse des registres officiels des cancers», *Agora Vox*, 5 octobre 2019.
2. Voir Stefano Montanari, Antonietta Gatti et Serge Rader, *Vaccins, oui ou non?*, Paris, Talma, 2017.

que le vaccin contre l'hépatite B ne causerait pas la sclérose en plaques ni de rechutes chez les personnes atteintes de cette maladie ? De même, accepter que la vaccination des enfants n'augmenterait pas le risque d'asthme, d'allergies, ni ne causeraient le syndrome de la mort subite du nourrisson, comme l'affirme le rapport de l'Académie de Médecine ?

Certains vaccins sont vivants, ils contiennent une petite quantité de bactéries ou de virus atténués. Un traitement les a affaiblis et leur a enlevé tout pouvoir de transmettre les maladies. Or, les catastrophes entraînées par le vaccin Sabin en Inde ont prouvé le contraire. Ces vaccins vivants sont déconseillés chez les personnes immuno-déprimées car ils pourraient provoquer chez elles une forme grave. Par ailleurs, les nourrissons allaités ne sont protégés que partiellement et seulement pour une courte durée contre certaines maladies évitables par la vaccination. Le fait d'attraper une infection de façon naturelle protège mieux que le vaccin contre cette affection, cependant compter sur cette protection naturelle comporte beaucoup plus de risques que les vaccins…

Les adjuvants des vaccins sont-ils dangereux ?

Le vaccin contre la grippe contient un agent de conservation, le thiomersal, dérivé du mercure. Il ne serait pas dangereux, il ne causerait pas l'autisme, ni d'autres troubles du développement d'après ces mêmes rapports. Les sels d'aluminium contenus dans certains vaccins ne seraient pas toxiques[3]. Les nanoparticules métalliques contenues dans les vaccins ne

3. Les études du Pr Romain Gherardi sur les myophascites ont mis le doute sur cette affirmation… Ses recherches doivent se poursuivre.

sont pas métabolisables et resteront dans les organes. D'autres polluants peuvent contaminer les cuves de production, ce d'autant que leur fabrication se fait en Asie avec des contrôles moins stricts. L'Italie s'est penchée sur ce problème inquiétant qui devrait interpeler les experts[4].

La contamination par des rétrovirus, nouveau danger ?

Le Dr Mikovits pense que personne ne devrait recevoir des vaccins avant qu'ils n'aient été purifiés. Elle pense également que « nous ne devrions jamais vacciner une personne dont certains membres de la famille ont une histoire de maladies auto-immunes »[5].

Les nouveaux vaccins, les candidats vaccins

De nombreux vaccins sont actuellement à l'étude. Les plus avancés concernent le paludisme (MSP3), le sida (VIH1) et la dengue. Aucun n'est encore réellement efficace.

L'optimisme affiché pour le vaccin contre la dengue, maladie dangereuse dont on recense plus de 390 millions de cas par an, a été prématuré. L'expérimentation du vaccin Dengvaxia aux Philippines sur plus de 800 000 enfants s'est même

4. Voir Antonietta Gatti et Stefano Montanari, « Rapport du Conseil national de recherche italien », 2019.
5. Judy A Mikovits et *al.*, *Plague: One Scientist's Intrepid Search for the Truth About Human Retroviruses and Chronic Fatigue Syndrome (CFS), Autism, and Other Diseases*, New York, Skyhorse Publishing, 2014.

révélée catastrophique. Les formes graves hémorragiques sont mortelles chez 2,5 % des sujets réinfestés par une autre souche.

Contre le paludisme, une nouvelle voie est développée par la marine américaine et par la France : un « vaccin ADN » ou « génique ». Cette technique a commencé à être testée chez l'homme contre sa forme la plus grave, due au *plasmodium falciparum*, transmis par les moustiques anophèles, qui pullulent dans les zones tropicales. Cette forme grave fait, chaque année, des millions de morts. Le vivax en Guyane affecte d'ailleurs de plus en plus nos militaires en lutte contre l'orpaillage illégal[6].

Vaccin et théorie du complot

Aujourd'hui, beaucoup de gens crient au complot, notamment des jeunes qui s'informent *via* les réseaux sociaux. Vérifier les sources et faire le tri des *fakes* est impossible. Les gens qui doutent ne sont pas des idiots, mais les erreurs et l'incompétence sont beaucoup plus répandues que les complots mondiaux. Ainsi, les mensonges, les erreurs et les contradictions lors de cette pandémie ont été les meilleurs condiments pour l'alimenter.

« Pourquoi ne parle-t-on pas davantage des effets secondaires des vaccins ? » s'est demandé Serge Rader. Simplement parce que les avantages des vaccins sont supérieurs aux risques ou parce que les conflits d'intérêts musèlent les experts ? Aux États-Unis, les laboratoires préfèrent indemniser dans le cadre de transactions pour ne pas être condamnés. Ainsi les tribunaux

6. Voir la thèse soutenue par Vincent Pommier de Santi, le 27 juin 2017, à l'université de Guyane.

américains ont versé 3,5 milliards de dollars aux victimes entre 1988 et 2011.

Le gouvernement français devra donc agir en finesse face à ces mensonges et aux déclarations complotistes : « Réveillez-vous ! déclarait Kim Glow. Je le dis haut et fort, et personne ne m'interdira de parler. Nous sommes en train de vivre un génocide, le virus a été inventé pour diminuer la population et esclavager le reste qui survit. » Une semaine plus tôt, Kim Glow expliquait que le vaccin contre le Covid-19 allait permettre d'installer une micropuce et d'ajouter : « Le meilleur conseil que je peux vous donner, c'est surtout : ne vous faites pas vacciner. »

La vaccination a pourtant permis, avec l'hygiène et l'eau potable, de vaincre de nombreuses maladies, en particulier la poliomyélite – je l'ai rappelé plus haut – responsable avant le vaccin de grandes épidémies pouvant paralyser l'appareil respiratoire. Le vaccin contre la polio est arrivé en 1955, grâce au biologiste américain Jonas Salk. Avant la vaccination, le poumon d'acier était la seule solution pour les enfants atteints d'insuffisance respiratoire du fait de ce virus. Il existait des salles entières remplies de grands caissons métalliques d'où seule la tête du patient sortait. Chaque année, on enregistrait des milliers de cas en France et près de 25 000 aux États-Unis.

Malheureusement, le vaccin oral Sabin a été une catastrophe car il était atténué mais vivant. Il déclencha de nouvelles épidémies en Inde et en Afrique car il s'était recombiné avec le virus sauvage. Le vaccin ROR (rougeole-oreillons-rubéole) a été accusé de favoriser l'autisme. En 1998, le Britannique Andrew Wakefield publie un article alarmant établissant un lien entre l'autisme et la vaccination ROR. Cela entraîna une chute importante de la couverture vaccinale, donc un retour de la rougeole.

En réalité, les travaux de Wakefield étaient falsifiés par intérêt : il commercialisait un test fantaisiste destiné à dépister l'autisme imaginaire lié au vaccin. Plusieurs études ont depuis confirmé l'absence de lien entre les deux. Les antivaccins ont contaminé le monde politique. Michèle Rivasi, députée européenne et numéro deux de la liste Europe-Écologie-Les Verts (EELV), fait la promotion des antivaccins et soutient Wakefield à qui elle a ouvert les portes de l'Union européenne, malgré son exclusion à vie du corps médical britannique pour fraude majeure.

Le rôle de De Niro, Kennedy et Trump aux États-Unis

Les deux hommes annoncent, après une conférence de presse, qu'ils ont décidé d'offrir la somme de 100 000 $ à qui pourrait prouver que le vaccin contre la rougeole, la rubéole et les oreillons est totalement sans danger pour la santé. La star hollywoodienne est convaincue que son fils, autiste, a « changé du jour au lendemain » après l'administration d'un vaccin contenant du thiomersal, un dérivé du mercure. « Nous avons besoin d'un vrai débat public », déclare Robert F. Kennedy Jr. Il publie un livre choc, en 2014, dans lequel il décrit ces dangers. Depuis, ces thèses ont été réfutées, mais le mal est fait. Robert De Niro a invité le président Trump à s'emparer de ce sujet. Ce sujet, Donald Trump l'a effectivement évoqué à plusieurs reprises pendant sa campagne électorale, émettant de sérieux doutes sur l'innocuité des vaccins. Il change finalement d'avis avec la pandémie et soutient financièrement les recherches de Pfizer et Moderna !

Annexe 5.
Les systèmes de santé dans le monde face à la Covid

Dans le monde, les attitudes face à la Covid ont été très différentes selon la qualité des systèmes, la culture des pays, leur régime politique et l'état d'esprit de la population.

Les pays ayant un système nationalisé et des médecins salariés ont-ils mieux tenu que les pays libéraux? L'herbe du pré voisin serait-elle plus verte? Ce qui, en tout cas, ressort d'un premier examen est que la fiscalisation des dépenses de la santé dans certains pays et la responsabilisation du « consommateur de soins » ont produit des attitudes très différentes de la nôtre. La culture du port du masque et du maintien des distances sociales, l'âge moyen des populations ont également beaucoup joué.

Cet examen de la réaction des différents systèmes à la pandémie renforce ma thèse: nos politiques se trompent en prenant pour modèle les pays nordiques ou la Grande-Bretagne. Ces systèmes sont à l'opposé du nôtre avec le payement par capitation et le salariat des médecins. Cela séduit nos politiques, mais les « Gaulois réfractaires » ne sont pas des protestants nordiques.

Suède

La différence fondamentale entre nos deux systèmes de santé réside dans l'état d'esprit et le mode de financement.

De vieille tradition protestante, les Suédois sont disciplinés. Ils n'abusent pas pour se soigner, d'autant que le financement est assis sur l'impôt. Leur système diffère totalement du français, inspiré par l'histoire bismarckienne et fondé essentiellement sur les cotisations sociales.

La Suède, qui était terrassée par une crise économique, a décidé, en 1995, un redressement drastique de ses finances. D'un déficit de 10 % du PIB en 1993, le pays a réussi à dégager un excédent de 5 % en 2000, par la baisse drastique des dépenses publiques et un taux de chômage passant de 8,5 % à 4 %... La France n'est pas apte à mener de telles réformes, car ce serait la révolution. Pour parvenir à maintenir son État-providence, ce petit pays de 9 millions d'habitants a, en effet, l'un des plus forts taux d'imposition d'Europe. Dans le même temps, la Suède a diminué de plus de moitié le nombre de ses fonctionnaires... qui, pour la plupart, travaillent dans des « agences ». Les allocations (famille, logement, chômage...) ont également été baissées. Un *big bang* peu adaptable en France car le pays reste encore très attaché à son système avec un taux de redistribution important. La Suède a par ailleurs dévalué sa monnaie pour accroître sa compétitivité.

La Suède compte 1 200 centres de santé, environ 60 hôpitaux départementaux de district disposant de services d'urgences 24 h/24 et 7 hôpitaux universitaires. Ces dernières années ont été marquées par une réduction des hôpitaux d'urgence et du nombre de lits, tout en augmentant le nombre de centres de santé et en développant les soins ambulatoires. Le manque d'infirmières et de maternités, distantes parfois de 200 km dans ce pays enneigé, pose de graves difficultés. Comme en Norvège il faut aller en ambulance à l'hôpital pour être accepté aux urgences ! Ce n'est donc qu'après avoir appelé le centre de régulation que ce transfert peut se faire.

Face à la Covid, et contrairement aux pays les plus touchés, la Suède a opté pour l'immunité collective avec un confinement ciblé. Ses résultats lors de la pandémie ont été mauvais, notamment au regard de la forte mortalité dans les maisons de retraite de la capitale. En tout cas, ils ont été moins bons que chez ses autres voisins nordiques. Pourtant, maintenir les distances dans ce pays peu peuplé et ne pas se serrer les mains fait partie de la culture. Malgré cela, la deuxième vague est sévère : 99 % des lits en soins intensifs à Stockholm étaient occupés en décembre 2020.

Grande-Bretagne

Le service de santé est financé directement sur le budget général de l'État et non sur un budget particulier. Il ne devrait donc pas tourner à perte, ni connaître de « trou »... Or ce n'est pas le cas !

Le Service national de Santé (NHS) offrait par le passé une couverture médicale entièrement gratuite pour tous, sans critère de sélection ni de condition de cotisation. Devant son déficit, le gouvernement travailliste a remis en cause le principe de la gratuité totale et a introduit le *prescription charge*, ou forfait par médicament prescrit. Si la consultation chez le médecin, ainsi que les soins à l'hôpital sont restés gratuits, les soins dentaires ou ophtalmologiques sont devenus payants. Comme tous les systèmes de santé publique, le NHS a vu ses coûts exploser. Les listes d'attente se sont allongées dramatiquement. Il arrive même parfois, faute de lits, qu'une parturiente à Londres accouche par terre!

Le secteur privé a connu un nouvel essor car les assurances privées offraient, moyennant cotisation, des traitements de pointe sans liste d'attente. Cela a attiré plus de 3 000 médecins français qui sont venus s'installer à Londres et y ont prospéré.

S'agissant de la pandémie, la situation en Grande-Bretagne, comme dans les pays du sud de l'Europe, s'est avérée catastrophique, l'obligeant à abandonner sa politique visant l'immunité de groupe. Celle-ci entraîna trop de morts, ce qui l'obligea au confinement, à la quarantaine, et à commencer très tôt la vaccination. À cause du développement d'un mutant, le pays a été touché par une nouvelle vague virulente. Elle compte déjà près de 100 000 morts.

Allemagne

Le système allemand se rapproche de notre système, mais il est plus performant. L'assurance maladie est fondée comme en France sur le principe de solidarité, mais l'adhésion à l'assurance maladie légale n'est pas obligatoire. Surtout, seul le médecin généraliste peut vous envoyer consulter un médecin spécialiste.

Le taux de cotisation est déterminé au niveau fédéral. Il débute à 4 %. À partir de 800 € de revenus, le taux de cotisation appliqué est de 13,30 %, réparti à parts égales entre l'employeur et le salarié. Le conjoint et les enfants d'un travailleur peuvent bénéficier de la couverture de l'assurance maladie légale au titre de l'assurance familiale.

Le médecin allemand est un chef d'entreprise et peut avoir des assistants. Il a donc d'excellents revenus. Les visites chez les médecins sont directement payées par la caisse maladie. Une franchise de 10 € par trimestre est appliquée lors de la première visite chez le médecin. Les médicaments prescrits sont pris en charge avec une participation de 10 % du prix de vente. Les frais d'optique sont pris en charge uniquement pour les mineurs et les personnes dont la vue est gravement atteinte. Pour les soins prodigués lors d'une hospitalisation et dispensés dans un établissement conventionné, une participation de 10 € par jour est demandée au patient pendant une durée maximale de 28 jours par année civile (gratuité pour les mineurs).

Le système de santé privé allemand est plus complet. Les soins optiques, dentaires, la médecine alternative sont pris en charge à 100 %. De plus, les Allemands ont accès à un réseau d'hôpitaux et de cliniques privées. Il n'y a pas de franchise à régler en plus de la cotisation. Les cotisations aux assurances privées varient en fonction de l'âge et des tarifs réduits sont appliqués aux étudiants et aux familles modestes.

Face à la pandémie de Covid, l'Allemagne a montré sa capacité à faire face grâce à ces hôpitaux modernes, moins obèses en termes d'administration. C'est la force de son service public avec 25 000 lits de réanimation. En outre, l'Allemagne a testé tôt et en grand nombre pour éviter un confinement total. Ce confinement est resté sélectif, ce qui a évité de paralyser son économie. Au bout du compte, l'Allemagne déplore nettement moins de morts dû à la Covid que l'Hexagone, grâce à sa réactivité, mais aussi du fait d'une attitude différente pour les formes graves en retardant au maximum la mise sous respirateur.

Étant moins touchée que ses voisins, l'Allemagne s'est trouvée en position de redémarrer son économie plus rapidement. Alors que Paris prévoit une récession de 8 à 11 % en 2020, le repli anticipé par Berlin se limite à moins de 4 %. L'Allemagne est pourtant elle aussi confrontée à une deuxième vague qui s'avère très sévère.

Italie

L'équivalent de la Sécurité sociale française est le Servizio Sanitario Nazionale. Il permet aux affiliés de bénéficier d'un service quasi gratuit dans les hôpitaux publics. Un ticket doit être payé, l'équivalent du tiers payant français. Un ticket qui s'avère parfois onéreux… Pour réaliser une mammographie de prévention, une femme doit payer son ticket entre 50 et 60 €. Nombre d'hôpitaux du Sud sont vétustes et la médecine libérale reste chère.

Comme l'Espagne, la France et le Portugal, l'Italie connaît une crise sanitaire difficilement contrôlable, qui a touché en particulier le Nord. Celui-ci comporte pourtant les meilleurs hôpitaux mais, comme en France, ils ont été rapidement débordés.

La baisse du nombre de contaminations à la fin du mois d'avril était en avance sur la France, qui avait confiné plus tard. Avec l'été, la situation s'est améliorée mais, comme partout, la deuxième vague est arrivée à la rentrée. L'Italie l'avait cependant anticipée en recrutant 5 000 médecins et 15 000 infirmières.

Suisse

La situation de la santé en Suisse dépend des cantons. Leur système se rapproche de celui de leurs voisins et, face à la crise, chaque canton essaye de limiter la casse sans mesures originales. La Suisse romande se trouve dans une situation comparable à celle de la France. Toutefois, nos visions et nos cultures sont différentes. Les honoraires des médecins y sont ainsi plus élevés, ce qui compense largement le surcoût tout relatif de la vie. La Suisse alémanique, rigoureuse, a de meilleurs résultats, même si c'est loin d'être gagné.

États-Unis

20 % des Américains sont en situation précaire, et ne peuvent pas accéder à des soins de qualité. L'«Obamacare», qui ne faisait pas l'unanimité aux États-Unis, a été créé pour remédier à cette situation, sans grand succès. Il a été remis en cause avec le changement de majorité au profit des républicains, et les classes populaires payent une rançon très chère à la pandémie. Il devrait revenir avec la victoire des démocrates.

Le système de santé américain est des plus gratifiants, mais il vaut mieux avoir sa carte de crédit pour être bien soigné! Le système est très organisé, très cadrant, voire quasi militaire. Une jeune résidente, qui n'avait pas eu son internat en France, témoigne qu'à 24 ans, elle a décidé de devenir chirurgienne aux États-Unis: «Le système médical américain est tellement modulaire qu'en un an de travail intense, j'ai tout rattrapé», déclara-t-elle. « Les études étant onéreuses, je n'ai jamais autant travaillé de ma vie. »

Les médecins qui accèdent à la notoriété ont des revenus importants. Par exemple, les revenus annuels des *physician assistants* (des professionnels de santé de niveau Master, qui épaulent aux États-Unis les médecins et qui ont le droit de diagnostiquer et de prescrire) ont dépassé les 100 000 $ (environ 91 500 €). C'est presque autant qu'un médecin généraliste français et plus qu'un dermatologue, qu'un pédiatre ou un psychiatre français. Mais, attention ! aux États-Unis, les avocats guettent les erreurs médicales à la sortie des établissements. Les procédures sont coûteuses, expliquant en partie le montant élevé des soins (carte bancaire exigée) et le coût des assurances.

Lors de la pandémie, la situation fut la pire en Californie et sur la côte Est, en particulier à New York, débouchant même sur des manifestations et des pillages. Conscientes que le chômage sera une autre déferlante après le tsunami des malades, les autorités américaines eurent l'idée de relancer l'activité dans les États ou les régions les moins touchés par l'épidémie, et de maintenir des mesures de confinement strictes dans les principaux foyers infectieux. Les États et les grandes villes ont pris, à des degrés divers, des mesures de confinement ou de restriction des activités contrairement à la position initiale de Donald Trump. Cependant, le président a laissé une large autonomie aux gouverneurs des États et aux maires des grandes villes. « Je préfère permettre aux gouverneurs de prendre des décisions sans intervenir », a-t-il expliqué. « D'un point de vue constitutionnel, c'est ainsi que ça doit se passer. »

Le Dr Anthony Fauci, directeur de l'Institut national des allergies et des maladies infectieuses, l'un des principaux conseillers de Donald Trump en matière sanitaire, et l'un des seuls capables de le contredire, ne s'était pas montré aussi optimiste que le président concernant la chloroquine. Il n'empêche que la chloroquine et les antiviraux ont été largement prescrits, et que les États-Unis ont investi massivement pour l'étude des vaccins. Cette préparation des vaccins, qui semble une réussite, n'a pas empêché Trump de perdre les élections. Depuis, la vaccination a commencé avec l'aide des services d'intendance de l'armée.

Canada

C'est un vaste ensemble peu peuplé, avec des caractéristiques très différentes dans chaque État. Le Québec, « la belle province », manque de médecins et cherche à les attirer. Les salaires sont pourtant intéressants (250 000 $ dans les déserts). Le délai pour être inscrit chez un médecin peut donc dépasser un an. Les habitants doivent avoir l'accord du médecin référent pour pouvoir consulter un spécialiste. En cas d'urgence, ils peuvent aller dans la maison médicale de garde, dans laquelle exercent beaucoup de médecins étrangers.

Au Canada, la pandémie s'est développée dans le cadre d'un confinement loin d'être strict vu les grands espaces. La distanciation sociale y est facile, sauf à Montréal où il est interdit de recevoir des amis à domicile depuis octobre. Avec le froid, cela risque d'être pire, car les centres commerciaux des grandes villes sont des espaces clos tout l'hiver et impossibles à aérer. Alors, la seule solution entrevue est la vaccination.

Mexique

Le Mexique est très accueillant pour les confrères étrangers, avec un système d'études proche de la France… d'il y a vingt ans. Il est donc très formateur et il n'y a pas de tracas administratifs. Les médecins ne sont pas soumis aux paperasses et aux lourdeurs fiscales. Ce système de santé de qualité est basé sur une médecine privée très chère pour les patients. Beaucoup de personnes fortunées vont directement en Floride pour la chirurgie…

La situation face à la Covid n'a rien de particulier. Le pays subit la crise comme les autres pays d'Amérique du Sud. En raison de l'importante circulation du virus dans le pays, plusieurs candidats vaccins sont en cours de test.

Australie

Les Australiens ont une grande obéissance aux consignes gouvernementales et un très grand respect pour le médecin, comme en général dans les pays anglo-saxons et nordiques. Les patients ne sont pas autant pris en charge qu'en France : 80 % des consultations sont payées par l'État, mais les médecins sont libres de facturer comme ils l'entendent, sans plafonnement véritable et le reste à charge des patients est très élevé. Les assurances privées sont très onéreuses.

Le *general practitioner* (GP), leur médecin généraliste, est au centre de tout, car les hôpitaux australiens sont débordés. Ils renvoient très facilement les patients vers le GP. Tout ce qui est administratif est pris en charge par des *practice managers* (PM), qui ne sont pas médecins. Cela permet au médecin de se concentrer sur le soin. La France, avec les assistants médicaux, veut évoluer dans cette direction.

L'Australie, pour freiner la Covid, a souhaité mettre en quarantaine ses rapatriés sur l'île Christmas, située à plus de 2 000 kilomètres. Les résultats de ces mesures ont été excellents, mais n'ont pas empêché l'épidémie de rebondir.

Russie

Ce pays s'est éloigné du système communiste mais conserve un système de santé vétuste à deux vitesses et très féminisé. Le manque de personnels et de locaux hospitaliers est criant. L'assurance maladie est obligatoire, mais n'assure que les soins de base. Le système libéral se développe, il est certes de qualité, mais coûteux.

Où trouve-t-on le plus de malades de la Covid? Là où se trouve l'argent, à Moscou. Le vaccin russe est prêt, et la vaccination d'une large partie de la population a commencé.

Chine

Son système est au premier plan de l'actualité à cause de la pandémie qui s'y est développée. C'est un pays de contrastes, entre la médecine chinoise traditionnelle encore très pratiquée et l'explosion de la technicité d'avant-garde.

La pandémie a mis en lumière les failles d'un système de santé archaïque. Il repose essentiellement sur des hôpitaux publics surchargés et vieillissants. Il n'y a pas de véritable suivi médical en Chine, contrairement à d'autres pays où l'on consulte d'abord le médecin de famille, puis un spécialiste, avant de se diriger éventuellement vers un hôpital. D'après l'OMS, la Chine compte un médecin généraliste pour plus de 6 666 citoyens, contre un pour 1 500 à 2 000 à l'échelle internationale.

En période de crise, la Chine a les moyens de réagir vite et fort, mais avec l'absence de transparence, on a connu la situation réelle de la pandémie avec retard. Le confinement strict d'une province grande comme la France et le port systématique des masques a limité son extension. Le retour de leurs ressortissants, en particulier de Russie, n'a pas relancé une deuxième vague car la rigueur des mesures l'a limitée. Cependant Pékin, la capitale, a vu réapparaître de nombreux nouveaux cas qui ont été vite circonscrits.

D'un bout à l'autre de la planète, les voix sont de plus en plus nombreuses pour réclamer l'ouverture d'une enquête internationale afin de déterminer l'origine de la Covid. Le laboratoire P4 de Wuhan a été mis en cause. Les pressions se font plus fortes contre la Chine communiste, qui a refusé de donner le résultat de son enquête épidémiologique et d'accueillir des experts étrangers.

La Chine, grâce à des mesures drastiques, est donc sortie de la pandémie... et de la crise économique puisque ses usines tournent à plein régime. Il n'y a pas actuellement de rebond réel et la vaccination a commencé avec quatre vaccins chinois.

Corée du Sud

Face à cette pandémie la Corée du Sud a très bien tiré son épingle du jeu. Comme le Japon, c'est un pays exemplaire. Très discipliné, il a le mieux résisté à la pandémie. Comme d'autres pays asiatiques, la Corée ne s'est jamais confinée. Les gens se sont habitués à vivre avec la Covid. Les administrations, les entreprises et les commerces ont continué de fonctionner dans un pays où la densité humaine est cinq fois celle de la France. Le port du masque s'est imposé comme une seconde peau. Les gestes de précaution sont devenus des réflexes et, dans la vie de tous les jours, chacun a appris à construire un sas invisible autour de soi.

Nouvelle-Zélande

La Nouvelle-Zélande apparaît comme le seul pays de culture occidentale à avoir suivi une stratégie d'éradication du virus avec l'objectif de mettre entièrement fin à la transmission de la Covid. Ce résultat a été obtenu grâce aux tests à la phase 1, à l'isolement des malades contaminés et à la fermeture des frontières.

Nouvelle-Calédonie

La Nouvelle-Calédonie connaît une situation semblable, car le monde kanak reste traumatisé par les épidémies qui ont manqué d'anéantir la population autochtone après la colonisation au début du XXe siècle. Les Kanaks n'étaient plus alors que 27 000 sur l'ensemble de l'archipel. Cette peur du virus a été inscrite dans la mémoire collective comme une arme d'extermination apportée par les Blancs. Sur la Grande Terre, des barrages ont été dressés aux entrées du territoire des tribus pour empêcher la propagation du virus. Ainsi, le virus ne franchissait pas la frontière. Dans cette crise, les chefs coutumiers ont joué un rôle de premier plan, se substituant pour une large part à l'autorité des acteurs politiques qui ne connaissent que les tableaux Excel et l'IA.

Irlande

L'Irlande en confinant, testant, traçant et en fermant ses frontières a fait presque aussi bien.

Israël

Ce petit pays a réussi à vacciner, dès la première semaine, plus d'un million de ses citoyens et à commander plusieurs vaccins pour continuer au même rythme, tout en maintenant son confinement afin d'atteindre, avec les vaccins, l'immunité de groupe.

Israël sera le premier pays à avoir vacciné, d'ici le printemps, plus de 60 % de sa population. On saura alors si les vaccins sont efficaces, en particulier sur les nouveaux variants.

Une redoutable question se pose: «La campagne de vaccination de masse qui se déroule en même temps que l'épidémie active peut-elle entraîner une "pression évolutive" sur le virus et générer des mutations de virus résistants?»

Annexe 6.
Le développement de nouvelles maladies

Première question : pourquoi de nouvelles maladies se développent-elles ? Je vais en expliquer les principales raisons dans cette annexe. Deuxième question : pourquoi l'État se montre-il incapable d'enrayer ce phénomène ? Ici, je peux donner d'emblée les réponses au lecteur. Cynique : les nouvelles maladies permettent des économies pour les caisses de retraite... Politique : les nouvelles maladies permettent à l'État d'intensifier son système sécuritaire, un bon prétexte pour renforcer son contrôle sur les médecins et les Français. « La trop grande sécurité des peuples, dit Marat, est toujours l'avant-coureur de leur servitude. »

Car les causes de ces nouvelles maladies ne sont pas combattues. La déforestation, la multiplication des produits toxiques, les plastiques et l'intensification de l'effet de serre contribuent à la concentration des polluants à l'origine de maladies respiratoires, au développement de cancers et de maladies auto-immunes... Alors surtout, ne les combattons pas et faisons semblant d'augmenter les mesures de sécurité sanitaire !

Jusqu'à quand ? Sitting Bull dit : « Lorsque la dernière goutte d'eau sera polluée, le dernier animal chassé et le dernier arbre coupé, l'homme blanc comprendra que l'argent ne se mange pas. »

Agences et scandales sanitaires

Comment l'État prétend-il combattre les nouvelles maladies ? Le lecteur qui m'a suivi jusqu'ici connaît la réponse : en créant des agences, bien sûr ! Pourtant, les épidémies, les affaires de l'amiante, du sang contaminé, de la Dépakine, du Médiator ou encore celle de l'hormone de croissance ont depuis longtemps déjà remis en cause le centralisme étatique et ont mis au jour les défaillances des dispositifs de santé publique. Ces scandales ont donné lieu à de retentissantes décisions de justice, condamnant notamment les gestionnaires de la transfusion sanguine et l'État. On se souvient du célèbre : « Responsable, mais pas coupable. » Qu'en sera-t-il pour les nombreuses erreurs commises lors de la pandémie de Covid ?

J'ai longuement expliqué, dans le chapitre 2, la vision générale du « tout agences » que nous devons à nos chers énarques. Dans le domaine spécifique des agences sécuritaires, censées définir et financer des actions pour informer et éduquer la population, ainsi que prévenir les maladies et les handicaps, l'année 1992 marque un tournant. Plusieurs d'entre elles, qui sévissent encore aujourd'hui, sont en effet créées à cette date : l'Agence française du sang (AFS), l'Agence nationale de sécurité du médicament et des produits de santé (ANSM)[1] et l'Institut national du cancer (INCA), qui coordonne l'ensemble des structures et des acteurs de la cancérologie selon des protocoles souvent critiqués[2]. Quant à l'Agence

1. Initialement baptisée Agence du médicament, elle est transformée ultérieurement en Agence française de sécurité sanitaire des produits de santé (AFSSAPS), avant de recevoir sa dénomination actuelle en 2012. Pour son efficacité, voir Philippe Even et Bernard Debré, *Guide des 4 000 médicaments utiles, inutiles ou dangereux*, Paris, Le Cherche-Midi, 2016.
2. Voir Nicole et Gérard Delépine, *Médicaments anti-cancer peu efficaces, souvent toxiques et hors de prix*, Paris, Michalon, 2017.

française de sécurité sanitaire des aliments (AFSSA), elle a été mise en place en 1998, après la crise de la vache folle. De graves défaillances, lors de la canicule de 2003 ou dans l'affaire de la Dépakine et du Médiator, ont émaillé son parcours.

Toutes ces agences, subventionnées par les mêmes laboratoires, ne tiennent pas toujours compte des déclarations faites sur les accidents. Lanceuse d'alerte dans l'affaire du Médiator des laboratoires Servier, Irène Frachon a ainsi dû redécouvrir les faits, connus des experts[3], mais recouverts d'une chape de silence[4].

La situation fut différente lors des épidémies de syndrome respiratoire aigu sévère (SRAS), de la grippe aviaire, de la grippe A (H1N1), car la presse et les médias veillaient. Il en a été de même avec les grands scandales sanitaires qui ont suivi ceux de l'hormone de croissance. Le centralisme a persisté, ce qui explique l'insuffisance des mesures qui ont été prises pour la pandémie de Covid, tant pour la mise en quarantaine que pour la commande de tests et de masques. Pourquoi ? Parce qu'on ne sait plus qui décide entre Bercy, le ministère de la Santé ou les ARS. Des experts ont établi la toxicité du Médiator[5], pourtant

3. Voir Michèle Rivasi, Marie-Odile Bertella-Geffroy et Serge Rader, *Le Racket des laboratoires pharmaceutiques et comment en sortir*, Paris, Les Petits Matins, 2015.

4. Pour rappel, cette affaire du Médiator porte sur l'indication fallacieuse de ce médicament, dont on avait caché la nature amphétaminique alors que les risques qu'il faisait courir à certaines catégories de patients étaient déjà connus. Selon l'ordonnance de renvoi au tribunal, la prise de Médiator a ainsi provoqué « entre 3 100 et 4 200 hospitalisations pour insuffisance valvulaire [...] entre 1 700 et 2 350 chirurgies de remplacement valvulaire [et] entre 1 520 et 2 100 décès ». Devant le tribunal correctionnel, les laboratoires Servier doivent donc répondre de « tromperie aggravée, escroquerie, blessures et homicides involontaires et trafic d'influence ». Quant à l'ANSM, elle doit répondre de « blessures et homicides involontaires ». Le procès s'est ouvert en septembre 2019, mais, suspendu quelques mois en 2020 à cause de la pandémie de Covid, la décision des juges est attendue en 2021.

5. Voir Michel de Pracontal, « Irène Frachon, le médecin qui découvrit la "pharmaco-délinquance" », *Médiapart*, 23 août 2013.

il a continué d'être prescrit. En revanche, personne ne sait pourquoi d'autres experts ont décidé de mettre l'hydroxychloroquine, recommandée par le Pr Raoult et d'autres confrères, sur la liste des toxiques…

Environnement et pathologies graves

La survenue d'un cancer est multifactorielle : prédispositions héréditaires, facteurs comportementaux et environnementaux. Son développement est généralement dû à l'accumulation de plusieurs mutations au sein de gènes spécifiques qui contrôlent le cycle cellulaire. Les cellules cancéreuses se développent alors de façon anarchique et hors de contrôle.

En France, la prévention de nombre de cancers serait possible si tout le monde adoptait un mode de vie sain et évitait de s'exposer aux agents cancérogènes : 4 cancers sur 10 seraient ainsi évitables chez l'adulte. Le tabagisme est de loin la première cause de cancers en France (cancer du poumon et du tube digestif en association avec l'alcool). Les pesticides exposent également la population générale par le voisinage et par la pollution de la nappe phréatique et des aliments. On sait également que les grandes catastrophes des centrales atomiques ont des effets qui dépassent les frontières, elles ont été responsables de nombreux cancers (thyroïde et leucémies). On se rappelle de l'explosion de Tchernobyl dont les autorités françaises ont caché les dangers à la population[6].

6. Le 26 avril 1986 à 01 h 23 du matin l'alarme est donnée dans la centrale de Tchernobyl, une petite ville ukrainienne de 13 000 habitants. Le réacteur explose, mais aucune mesure de protection particulière n'a été prise à l'époque. Pire : les autorités se sont ingéniées à dissimuler les données. La France a

Certaines personnes héritent des mutations de leurs parents et sont donc plus susceptibles de développer un cancer. Chez la femme, c'est l'augmentation de l'incidence du cancer du sein qui est la plus inquiétante[7]. Chez l'homme, la hausse la plus spectaculaire est celle du cancer de la prostate[8]. Des polluants oncogènes comme le chlordécone sont notamment responsables de son augmentation[9]. Ce pesticide a été utilisé aux Antilles françaises pendant des dizaines d'années, même après son interdiction, polluant toute la chaîne alimentaire. Ce cancer, très fréquent et grave chez l'homme jeune, est cependant «peu meurtrier» au-delà de 70 ans car son évolution est lente. Certains économistes n'hésitent d'ailleurs pas à poser cette question: faut-il le dépister au-delà d'un certain âge? Si oui, lequel? Une espérance d'une dizaine d'années de vie serait-elle pour les autorités de santé un bon repère?

J'en viens aux maladies auto-immunes. L'organisme développe normalement une tolérance immunitaire vis-à-vis de ses propres constituants. Un certain degré d'auto-réactivité du système immunitaire permet aux lymphocytes B producteurs d'anticorps et aux lymphocytes T, cytotoxiques, producteurs de

---

fait de même. La raison d'État l'a emporté car nos dirigeants de l'époque ne voulaient pas affoler les Français. Dans l'est et le sud de la France, les taux de radiation dans certaines zones ont été multipliés par mille. Des chutes de neige ont concentré le césium radioactif dans les sols, rendant le lait et les cultures maraîchères dangereuses, ce qui explique l'augmentation des pathologies de la thyroïde. Voir, par exemple, le documentaire *La bataille de Tchernobyl: Le mensonge français*, réalisé par RMC Découverte en 2016.

7. On a découvert qu'une mutation du gène BRCA1 transmise par les parents le multiplie. Découverte faite par Mary-Claire King en 1990.

8. Elle s'explique en partie par une extension du dépistage par dosage de protéine exclusivement prostatique (PSA).

9. Voir Cordier et *al.*, «Prenatal and childhood exposure to chlordecone and sex-typed toy preference of 7-year-old Guadeloupean children», *Environ Sci Pollut Res Int*, 2019.

molécules favorisant l'inflammation (cytokines), de cibler nos cellules et leurs composants. Lorsque ces processus de régulation sont imparfaits ou absents, l'auto-réactivité conduit à l'apparition de ces maladies. On estime aujourd'hui qu'il existe une évolution de l'exposition à certains facteurs de risque, qui reposent sur l'association de facteurs génétiques, endogènes, exogènes et environnementaux.

S'agissant à présent des pathologies neuro-dégénératives (maladies d'Alzheimer et de Parkinson), l'augmentation de l'espérance de vie fait mécaniquement grimper le risque de les développer. Plus d'un million de Français sont touchés par ces pathologies. L'impact des polluants comme les perturbateurs endocriniens, les nanoparticules de métaux, tel l'aluminium, le parabène, le bisphénol A, les phtalates et les pesticides participent à leur développement. Le tabac et une mauvaise hygiène de vie en général les font progresser. Certains adjuvants des vaccins ou des polluants qui auraient contaminé leurs cuves de fabrication ont même été incriminées[10]. Avec la Covid, les nouveaux vaccins devront tenir compte de ces risques[11]...

Big Pharma et épidémies du futur

Environ 200 nouvelles maladies transmises par des virus « forestiers » nous menacent. Les contacts entre les milieux infestés et les populations sont en effet de plus en plus fréquents à cause de la déforestation galopante et des activités de l'homme.

10. Voir Stefano MONTANARI, Antonietta GATTI et Serge RADER, *op. cit.*
11. Voir Didier RAOULT et Olivia RECASENS, *La Vérité sur les vaccins*, Paris, Michel Lafon, 2018.

La variole du singe en est un des exemples. Le premier cas de variole du singe contracté par l'homme a été découvert en République démocratique du Congo. Cette maladie peut facilement se transmettre par l'intermédiaire de gouttelettes dans l'air et par contact. Actuellement, la plupart des personnes qui contractent la variole du singe se rétablissent en quelques semaines. Mais ce virus pourrait muter et deviendrait alors épidémique, comme ce fut le cas avec le VIH. Pour rappel, on n'a encore trouvé aucun vaccin contre le VIH, le paludisme, le MERS et le SRAS. Ils nécessitent donc des technologies totalement inédites. Les nouveaux vaccins à vecteur et à ARNm, mis au point contre le Covid-19, pourront peut-être nous protéger contre les nouveaux dangers que représentent ces épidémies émergentes.

Pour faire face à ces dangers, l'INSERM va créer une nouvelle agence. Elle combinera l'expertise du consortium INSERM-REACTing avec l'expérience et la capacité opérationnelle de l'ANRS. Quand on voit l'échec des études randomisées pour traiter la Covid, on peut se demander si la création d'une nouvelle agence est vraiment utile… Mais il faut bien plaire aux Big Pharma…

Prévenus de nouveaux combats à venir, il est urgent de nous préparer à faire face à d'autres épidémies. Et la Covid va nous accompagner encore longtemps. Il faut donc d'urgence reconstituer les stocks de masques, préparer nos hôpitaux et former massivement de nouveaux soignants. Voilà, plutôt que la création d'agences, les premières mesures à prendre.

Annexe 7.
Agences et organismes de santé

DGOS (Direction générale de l'Offre de soins). Elle élabore et s'assure de la mise en œuvre des politiques pour répondre aux défis auxquels devra faire face le système de santé.

DGS (Direction générale de la santé). Sa mission est d'orchestrer les politiques de santé publique. Le Pr Salomon a été nommé à sa tête. On sait ce qu'il a fait pendant la pandémie.

Observatoire de la régionalisation. La philosophie de ce *think tank* est de réfléchir à l'amélioration du système de santé en «privilégiant une démarche ascendante, basée sur l'action des acteurs de terrain». En bref, il ne fait que rappeler les objectifs de la réforme et doublonne avec la DGOS.

ANAP (Agence nationale d'appui à la performance des établissements de santé et médico-sociaux). Cette entité a pour vocation d'améliorer les performances des établissements de santé. Elle s'appuie notamment sur le numérique pour atteindre ces objectifs. Le professeur Olivier Carlis était à sa tête depuis 2019. Il a été chargé de mettre en musique le Ségur de la santé.

EHESP (École des hautes études en santé publique). Cette école a été créée en 1945, en même temps que l'ENA. Transférée à Rennes, elle forme les personnels administratifs et les directeurs d'hôpitaux. Elle participe, de par ses ramifications dans les ministères, à la mise sous tutelle de la médecine libérale avec les communautés professionnelles territoriales de santé (CPTS).

DREES (Direction de la recherche, des études, de l'évaluation et des statistiques). Cet organe contrôle différents observatoires, dont l'Observatoire national de la pauvreté et de l'exclusion sociale (ONPES).

HALDE (Haute Autorité de lutte contre les discriminations et pour l'égalité). Elle a été créée par la loi du 30 décembre 2004. Elle aide toute personne à identifier les pratiques discriminatoires et à les combattre.

EPRUS (Établissement de préparation et de réponse aux urgences sanitaires). Le rôle essentiel des soignants est oublié par cet établissement créé en 2007 pour gérer les crises sanitaires de grande envergure. Le refus de sa direction générale de faire participer les médecins à la campagne de vaccination lors de l'épidémie de grippe aviaire H1N1 en témoigne.

HAS (Haute Autorité de santé et collège de la HAS). Ils ont pour mission de certifier les établissements français de santé et de se prononcer sur les grands sujets de santé publique. La HAS ne fait aucune recherche et se contente d'analyser les publications ! Elles sont souvent en retard pour prendre en compte les progrès.

ANDPC (Agence nationale du développement professionnel continu). Création de Roselyne Bachelot, elle a remplacé à grand frais les associations qui géraient la formation médicale continue (FMC). Celles-ci reposaient en grande partie sur le bénévolat. Les magistrats de la Cour des comptes estiment à plus de 100 millions d'euros le surcoût du DPC sur les cinq dernières années. Maniant la litote, la Cour juge que les règles de gestion sont « particulièrement lâches puisqu'elles n'interdisent pas la prise en charge d'actions de DPC se déroulant à l'étranger, comme ce fut le cas aux Seychelles, aux Maldives et aux Bahamas ! » Avec la Covid, c'est fini…

CEPS (Comité économique des produits de santé). Il a pu, en s'excipant d'une disposition antérieure du code de la Sécurité sociale, se soustraire aux nouvelles prescriptions de sécurité. Il est triste, compte tenu des énormes enjeux financiers et de santé publique, que l'on ne puisse pas, comme Icare, s'approcher de la vérité sur ces sujets dont les conséquences pour la sécurité sanitaire sont considérables.

INSERM (Institut national de la santé et de la recherche médicale). Créé en 1964, l'INSERM est un établissement public à caractère scientifique, placé sous la double tutelle du ministère de la Santé et du ministère de la Recherche. Dédié à la recherche biologique, médicale, et à la santé humaine, il se positionne sur l'ensemble du parcours allant du laboratoire de recherche au lit du patient. Il comporte plus de 260 unités de recherche et va continuer de se développer grâce à la Covid.

CNRS (Centre national de la recherche scientifique). Il s'agit d'un institut public mondialement reconnu pour l'excellence de ses travaux scientifiques.

ANS (Agence nationale de santé publique). Communément appelée « Santé publique France », cette agence est placée sous la tutelle du ministère de la Santé. Son président est nommé par décret du président de la République. Un rapport d'enquête du Sénat sur la pénurie de masques a mis en exergue la chaîne de responsabilité entre le directeur de la santé et les ministres. Des procédures judiciaires sont en cours.

Tables des matières

Composition :
L'atelier des glyphes

Dépôt légal : février 2021
IMPRIMÉ EN FRANCE

Achevé d'imprimer le 12 février 2021
sur les presses de l'imprimerie *La Source d'Or*
63200 RIOM
Imprimeur n° 22294

Dans le cadre de sa politique de développement durable,
La Source d'Or a été référencée IMPRIM'VERT
par son organisme consulaire de tutelle.
Cet ouvrage est imprimé - pour l'intérieur -
sur papier bouffant Lac 2000 80 g
provenant de la gestion durable des forêts.